Die Volksernährung

Veröffentlichungen aus dem Tätigkeitsbereiche des
Reichsministeriums für Ernährung und Landwirtschaft
Herausgegeben unter Mitwirkung des
Reichsausschusses für Ernährungsforschung

=========== 8. Heft ===========

Der Vitamingehalt der deutschen Nahrungsmittel

Von

Dr. Arthur Scheunert

o. ö. Professor und Direktor des Tierphysiologischen Instituts
der Universität Leipzig

Erster Teil

Obst und Gemüse

Mit 3 Abbildungen

Zweite ergänzte Auflage

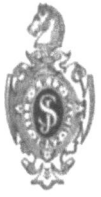

Springer-Verlag Berlin Heidelberg GmbH
1930

Alle Rechte, insbesondere das der Übersetzung
in fremde Sprachen, vorbehalten.

Copyright 1929 Springer-Verlag Berlin Heidelberg

Ursprünglich erschienen bei Julius Springer in Berlin 1929

ISBN 978-3-662-34369-2   ISBN 978-3-662-34640-2 (eBook)
DOI 10.1007/978-3-662-34640-2

Vorwort zur zweiten Auflage.

Die vorliegende zweite Auflage wurde durchgesehen und, soweit neue Untersuchungen inzwischen geführt worden waren, ergänzt. So wurden neue Befunde über den Vitamin-C-Gehalt verschiedener Fruchtsäfte und einiger Konserven aufgenommen, sowie die Ergebnisse über den Gehalt an antirachitischem Vitamin bei den einzelnen Obst- und Gemüsesorten aufgeführt. Zur Aufnahme einer Tabelle konnte sich Verfasser auch diesmal nicht entschließen. Die Schwankungen im Vitamingehalt der einzelnen Obst- oder Gemüsesorten sind zwar nicht in allen Fällen aber doch häufig beträchtlich, so daß sie in abgekürzter Form, wie sie eine Tabelle erfordert, nicht deutlich zum Ausdruck gebracht werden können. An den neuen Untersuchungen waren Assistent Dr. Reschke und die Laborantinnen Frl. C. Bredt und H. Neuhäuser beteiligt, denen für ihre Mitarbeit auch hierdurch gedankt sei.

Leipzig, im August 1930.

A. Scheunert.

Inhaltsverzeichnis.

	Seite
I. Einführung	1
II. Vorbemerkungen über Bedeutung und Eigenschaften der Vitamine	2
III. Methodik	11
a) Das Material und seine Vorbereitung	11
b) Methodik der Tierversuche	12
IV. Wertbemessung	16
V. Vitamingehalt der gebräuchlichsten Obstsorten	18
a) Beerenobst	18
b) Kernobst	22
c) Steinobst	23
VI. Vitamingehalt der gebräuchlichsten Gemüse	27
a) Blattgemüse	27
b) Blütengemüse	30
c) Fruchtgemüse	31
d) Wurzel- und Knollengemüse	32
e) Stengelgemüse	35
f) Pilze	36
VII. Zusammenfassung	37

I. Einführung.

Die Untersuchungen über den Vitamingehalt der deutschen Nahrungsmittel, über deren Ergebnisse in mehreren Heftchen dieser Schriftenfolge berichtet werden soll, sind aus dem Bestreben heraus entstanden, experimentell gesicherte Grundlagen über das zu gewinnen, was unserer Bevölkerung an Vitaminen in den natürlichen Nahrungsmitteln zur Verfügung steht. Weiter soll damit ein Überblick über die Wege der Vitaminversorgung ermöglicht werden. In diesem ersten Teil wird über den Vitamingehalt der gebräuchlichsten Obst- und Gemüsearten in rohem und zubereitetem Zustande berichtet werden. Der Vitamingehalt von Brot und Mehl sowie Fleisch und Fisch wird in weiteren Heften abgehandelt werden.

Die zur Schaffung dieser Grundlagen notwendigen Experimentaluntersuchungen sind in den Jahren 1926 bis 1928 durchgeführt und bis in die neueste Zeit laufend ergänzt und kontrolliert worden. Sie erfolgten auf diesbezüglichen Vortrag des Verfassers im Auftrag des Reichsausschusses für Ernährungsforschung. Ermöglicht wurden die sehr umfangreichen Untersuchungen aber erst dadurch, daß der Herr Reichsminister für Ernährung und Landwirtschaft die notwendigen Geldmittel zur Verfügung stellte. Ohne diese Unterstützungen, die laufend auf Vorschlag des Reichsausschusses für Ernährungsforschung von dem Herrn Reichsminister für Ernährung und Landwirtschaft bereitwillig gewährt wurden, wäre es ganz unmöglich gewesen, an die große Aufgabe mit Aussicht auf Erfolg heranzugehen. Es sei deshalb der Dank des Verfassers hierfür an die Spitze aller weiteren Ausführungen gestellt.

Die in diesem ersten Teil niedergelegten Ergebnisse stützen sich auf die Untersuchung von etwa 300 rohen und verschiedenartig zubereiteten Gemüsen, Obstarten und Fruchtsäften, deren Ergebnisse nur in abgekürzter Form, zusammengefaßt für den Zweck des praktischen Gebrauchs, wiedergegeben werden. Die für die wissenschaftliche Forschung wichtigen Ergebnisse sollen mit allen Einzelheiten einer ausführlichen Veröffentlichung in einer wissenschaftlichen Zeitschrift vorbehalten bleiben.

Bei der Durchführung der Untersuchungen waren eine Anzahl von Mitarbeitern beteiligt, deren sorgfältiger und reibungsloser Zusammenarbeit ein wesentlicher Anteil an der Erreichung des gesteckten Zieles zukommt. Von ihnen unterstützte mich vor allem mein langjähriger Assistent Dr. Martin Schieblich in der Überwachung der Arbeiten. Dem Assistenten Dr. Reschke lag die mühevolle Bereitung der vitaminfreien Nahrungsbestandteile, die in vielen Zentnern laufend hergestellt werden mußten, ob. An den Versuchen selbst waren als technische Assistenten und Laboranten für Vitamin A und B Frll. A. Raedsch und Charl. v. Jeinsen, Ing. Fritz Stautmeister und für Vitamin C Richard Specht beteiligt. Die umfangreiche Ratten- und Meerschweinchenzucht wurde durch den Institutsgehilfen Meissner in sorgfältiger Weise überwacht. Ihnen allen gebührt auch an dieser Stelle Anerkennung und Dank für ihre mühevolle Arbeit.

Die Untersuchungen hatten sich auch anderweiter Unterstützung seitens wissenschaftlicher Institute und industrieller Unternehmen zu erfreuen. Aus den Düngungsversuchen des Botanischen Instituts zu Braunschweig stellte uns Professor Gassner zahlreiche Gemüsesorten zur Verfügung; auch dafür sei an dieser Stelle gedankt. Dank gebührt auch den Deutschen Maizenawerken, die laufend die großen benötigten Stärkemengen unentgeltlich lieferten.

II. Vorbemerkungen über Bedeutung und Eigenschaften der Vitamine.

Die Frage nach der Bedeutung der Vitamine für unsere Ernährung steht noch immer im Mittelpunkt des Interesses, und es gibt kaum eine Erörterung von Ernährungsfragen, bei der nicht der Vitamine gedacht würde. Zweifellos wird in der Bewertung der Vitamine oft über das Ziel hinausgeschossen, und es ist auch nicht zu bestreiten, daß manche Vertreter von Ernährungssekten und Hersteller von Nahrungsmitteln und Nährpräparaten aller Art einen etwas zu weit gehenden Gebrauch von der Vitaminlehre machen. Andererseits kann aber auch nicht denen zugestimmt werden, die die Vitamine als einen zu vernachlässigenden Faktor in unserer täglichen Kost hinstellen möchten und behaupten, daß man, da früher von der Vitaminlehre nichts bekannt gewesen sei, nunmehr auch jetzt über sie zur Tagesordnung übergehen könne. Jede neue wissenschaftliche Erkenntnis, und die Entdeckung der Existenz der Vitamine ist eine solche, ist ein Fortschritt und ermöglicht es, bei richtiger Anwendung Vorteile gegenüber den früheren Verhältnissen zu erzielen. So ist auch die Vitaminlehre berufen, bei richtiger Anwendung zu einer Verbesserung unserer Ernährungsweise beizutragen. Es ist ein Gebot der Selbsterhaltung unseres und überhaupt jedes Volkes, ständig auf seine Ernährung zu achten und an ihrer Verbesserung im Sinne einer richtigen, vollwertigen Ernährung zu arbeiten. Ständig verändert sich durch die Zunahme der Bevölkerungsziffer und den allmählichen Wechsel in den Lebensgewohnheiten und Lebensbedingungen der Nahrungsbedarf in quantitativer und qualitativer Hinsicht. Die Änderungen der Wirtschaftsbeziehungen, der Verkehrsverhältnisse, der Technik der Nahrungsmittelindustrie und der landwirtschaftlichen Produktionsverhältnisse bedingen ihrerseits Änderungen des Nahrungsmittelangebotes. Es kommt so zu einer sich ständig vollziehenden allmählichen qualitativen und quantitativen Wandlung in Nahrungsbedarf und Nahrungsangebot.

Dies führt auch allmählich zu einer Veränderung der Ernährungssitten, und es ist durchaus möglich, daß sich diese in einer mit den Bedürfnissen des Menschen nicht mehr völlig übereinstimmenden Weise wandeln. Dies wird am ehesten sich dort bemerkbar machen können, wo die freie Nahrungswahl durch örtliche oder wirtschaftliche Verhältnisse eingeengt ist. Da in solchen Fällen Appetit und Neigung keine untrüglichen Führer sind und sich auch nicht ungehemmt betätigen können, muß die wissenschaftliche Erkenntnis dessen, was zu richtiger vollwertiger Ernährung nötig ist, Führer sein. Jedwede Vermehrung dieser Kenntnisse ist somit nicht nur als rein wissenschaftlicher Fortschritt zu werten, sondern bedeutet zugleich einen Fortschritt in der Ernährungspraxis. Wir haben die Pflicht, die rein wissenschaftlichen Ergebnisse soweit als möglich für die praktische Ernährung auszuwerten, um immer klarer und schärfer die Regeln zu erkennen, die eine richtige Ernährung aller Schichten, Wirtschaftskreise und Berufe unseres Volkes unbedingt sichern und vor zufälligen Ernährungsfehlern schützen.

Die Bedeutung der Vitamine als Bestandteile der Nahrungsmittel wird schon durch ihre Unentbehrlichkeit für die Erhaltung gesunden Lebens charakterisiert. Sie sind in den Nahrungsmitteln nur in ungemein geringer Menge vorhanden und chemisch-analytisch nicht zu ermitteln; aber bereits höchst geringe Mengen von ihnen genügen, um den Bedarf des Menschen an ihnen zu decken. Jansen und Donath stellen für das von ihnen rein dargestellte Antiberiberivitamin fest, daß 0,5 mg, die in 500 g ungeschältem Reis vorhanden sind, genügen, um den menschlichen Tagesbedarf zu decken. Nach Berechnungen anderer Autoren, die sich aber nur auf unreine Präparate stützen, werden für die anderen Vitamine ähnlich kleine Mengen angegeben. Wir haben es also hier keinesfalls mit Stoffen zu tun, die im Sinne der Kalorienlehre wirken, sondern werden sie vielmehr als organische Bausteine auffassen müssen, die im kolloidalen Aufbau der Zellen einen bestimmten Platz einnehmen, der, wenn sie verbraucht sind, nur durch Nachschübe des betreffenden Vitamins aus der Nahrung wieder ausgefüllt werden kann.

In der Bezeichnung der Vitamine schließen wir uns den Benennungen an, wie sie von den auf dem Gebiete der Vitaminforschung führenden Autoren McCollum, Osborne und Mendel, Steenbock, Sherman, Drummond u. a. gebraucht werden und wie sie kürzlich in dem von Stepp und György herausgegebenen Werk über die Avitaminosen angewandt worden sind. Es bestehen beim Gebrauch dieser Nomenklatur gar keine Unklarheiten. Es wird demnach unterschieden:

1. Vitamin A, fettlöslich, keratomalazieverhütend.
2. Vitamin B, wasserlöslich, aus zwei Faktoren bestehend: Vitamin B_1, antineuritisch (Antiberiberivitamin) und Vitamin B_2 pellagraverhütend (Antipellagravitamin).
3. Vitamin C, wasserlöslich, antiskorbutisch wirkend.
4. Vitamin D, fettlöslich, antirachitisch wirkend.
5. Vitamin E, fettlöslich, zur Fortpflanzung unbedingt nötig.

Bezüglich der chemischen Eigenschaften und Wirkungen der Vitamine besteht ein sehr umfangreiches Schrifttum, über welches, abgesehen von fremdsprachlichen, auch deutsche Werke ausführlich und kritisch berichten; auf diese sei hier bezüglich aller Einzelheiten verwiesen[1], da es weder die Aufgabe noch die Ab-

---

[1] Stepp, W., und P. György: Die Avitaminosen. Berlin: Julius Springer 1927. — Stepp, W.: Die Vitamine. Handbuch der normalen und pathologischen Physiologie usw. 5, S. 1143. Berlin: Julius Springer 1928. — Berg, R.: Die Vitamine, II. Aufl. Leipzig: S. Hirzel 1922. — Funk, C.: Die Vitamine, III. Aufl. Wiesbaden: Bergmann 1924.

sicht dieses Schriftchens ist, auf die Einzelheiten der Vitaminlehre einzugehen. Nur einige wenige, für die wiederzugebenden Ergebnisse wichtige Fragen werden im folgenden noch erörtert werden. Jetzt sei nur kurz auf die Bedeutung der einzelnen Vitamine für die Ernährung eingegangen.

Es kann jetzt auf Grund umfangreicher Studien und Erfahrungen als feststehend angesehen werden, daß Vitaminmängel allein oder mit anderen Ursachen zusammen verschiedene längst bekannte, aber früher ursächlich dunkle Krankheiten der Kinder in den ersten Lebensjahren verursachen. Die Keratomalazie und der Skorbut sind bekannte Avitaminosen der Säuglinge und Kleinkinder. Da weiter Mangel an Vitaminen nicht nur Wachstumshemmungen auslöst, sondern auch Schwächung der Widerstandsfähigkeit gegen Infektionskrankheiten aller Art zur Folge hat, wird gegenwärtig von kinderärztlicher Seite einer vitaminreichen Ernährung großer Wert beigelegt und eben gerade die durch die Vitaminforschung gegebenen Möglichkeiten als ein außerordentlich großer Fortschritt der Ernährungslehre bezeichnet. Statistische Befunde (Nassau) an einer sehr großen Anzahl von Säuglingen zeigen in dieser Richtung eindringlich die durch richtig geleitete, an Vitamin A und Vitamin C reiche Ernährung von Jahr zu Jahr fortschreitende Abnahme der Erkrankungs- und Mortalitätsziffer. Sehr einleuchtend sind auch die sich auf die Vitamin-A-Versorgung erstreckenden statistischen Erhebungen von Widmark über die Beziehungen von Milchfettkonsum in Dänemark und der Häufigkeit der Keratomalazie sowie der Säuglingssterblichkeit an angeborener Schwäche in den Jahren 1909—1920. Mit Deutlichkeit zeigen diese Erhebungen, daß mit Sinken des Milchfettkonsums pro Kopf der Bevölkerung infolge Exportes in den ersten Kriegsjahren bis 1916 die Erkrankungsziffer an Keratomalazie zu einem Maximum anstieg, um dann, als die Milch im Lande verbleiben mußte, zu fallen. Die Keratomalazie ging auf ein Minimum zurück und erschien erst 1920 mit dem erneut verstärkt einsetzenden Export wieder. Auch bezüglich der Sterblichkeit der Säuglinge im Alter bis zu 1 Jahr fand Widmark für das Jahr 1916 eine starke Zunahme und allmähliches Absinken bis 1919. 1916 bestand auch für die älteren Jahresklassen bis zum 5. Lebensjahre die höchste Sterblichkeit. Recht wichtig ist weiter die Feststellung, daß in den Jahren 1916 und 1917 die Lebensfähigkeit der in diesen Jahren geborenen Kinder am geringsten war. Dies zeigt die große Wichtigkeit der

Vitamin-A-Zufuhr nunmehr auch für das intrauterine Leben an und beweist für den Menschen die durch die Tierversuche längst bekannte Notwendigkeit, den werdenden Müttern eine hinreichende Vitamin-A-Zufuhr zu gewähren, damit sie lebensfähige Nachkommenschaft erzielen können. Es gilt das im übrigen auch für die stillenden Mütter; denn der Vitamingehalt der Milch ist abhängig vom Vitamingehalt der Nahrung. Im übrigen hat Poulsson durch Lebertranzugabe an eine Stillende die einige Zeit bestehende Wachstumsstockung des Säuglings beheben können. Das, was für das Vitamin A gilt, gilt auch für die anderen lebenswichtigen Vitamine B und C. Insbesondere zeigen die vielen Erfahrungen über den kindlichen Skorbut (Möller-Barlowsche Krankheit) die Notwendigkeit einer geregelten Vitamin-C-Zufuhr. Das immer seltenere Auftreten reiner Fälle von Barlowscher Krankheit zeigt den Erfolg der nunmehr schon weit verbreiteten, richtig geleiteten vitaminreichen Ernährung an. Man wird auch das Vitamin B nicht außer acht lassen dürfen, wenn auch die von einigen Seiten behaupteten Zusammenhänge gewisser Säuglingskrankheiten mit Mangel an diesem Vitamin nicht anerkannt werden. Ferner hat sich das antirachitische Vitamin D, dem übrigens neuerdings auch eine Rolle bei der kindlichen Tetanie zugeschrieben wird, als von großer Wichtigkeit erwiesen. Die Erfolge mit künstlicher Vitamin-D-Zufuhr zeigen, daß die Anwesenheit dieses Vitamins in der Kost zu einer Sicherung des Knochenwachstums und der ordnungsmäßigen Verknöcherung führt, den Kalk-Phosphorsäurestoffwechsel günstig beeinflußt und einen sicheren Schutz vor Rachitis bzw. deren Heilung bedingt. Daß Rachitis unter den Kindern nicht selten vorkommt, ist allbekannt. Es steht zu hoffen, daß die richtige Anwendung des Vitamins D die Rachitisgefahr zurückdrängen und bedeutungslos machen wird.

Es dürfte somit schon nach den wiedergegebenen Beobachtungen feststehen, daß in der Kost von Mutter und Kind ein reichlicher Vitamingehalt gesichert sein muß.

Es bleibt noch die Frage zu erörtern, welche Bedeutung den Vitaminen für die Ernährung der Erwachsenen zukommt. Es ist erwiesen, daß ausgesprochener Mangel an einzelnen Vitaminen auch bei Erwachsenen die spezifischen Mangelerkrankungen bedingt. Ein sehr umfangreiches Schrifttum, welches zusammengefaßt in dem schon erwähnten Werke von Stepp und György abgehandelt ist, gibt darüber nähere Auskunft. Unter unseren Ernährungsverhältnissen gehört fortgesetzter schwerer Vitaminmangel zu den Seltenheiten und wird nur als etwas ganz außerhalb der Regel Stehendes anzutreffen sein. Eher werden Vitaminmängel in Mangeljahren zum Ausdruck kommen können, und die jüngst verflossene Zeit ist in dieser Richtung eine Mahnung. Wie sich in solchen Fällen beim Erwachsenen Vitaminbeschränkung gefährlich auswirken kann, deuten wieder die Widmarkschen Untersuchungen an. Im Jahre 1916, welches den geringsten Milchfettkonsum pro Kopf der Bevölkerung aufwies, erfolgte ein erheblicher Anstieg der Todesfälle der dänischen Stadtbevölkerung an Lungentuberkulose, der im Jahre 1917 sein Maximum erreichte. Alles spricht dafür, daß der Vitaminbedarf des gesunden Erwachsenen sehr gering ist. Auch dies trägt dazu bei, daß bei normalen Ernährungsverhältnissen keine deutlichen Vitaminmangelerkrankungen Erwachsener zur Beobachtung gelangen. Weitere Sicherheit bietet die freie Nahrungswahl des Erwachsenen, die nur selten auf die Dauer vitaminarme oder gar freie Ernährung zustande kommen läßt. Die Gefahr von Avitaminosen ist so wesentlich geringer als beim Kinde, welches keine freie Nahrungswahl hat und dessen Vitaminbedarf höher ist. Wohl aber wird man an die Möglichkeit von Grenzfällen denken müssen, bei denen die Vitaminzufuhr zwar gerade hinreicht, um offensichtliche Schäden zu verhüten, aber dennoch nicht ganz genügend ist. Es treten dann vielleicht gar keine Symptome auf oder verwaschene und unklare Krankheitsbilder (Mißbefinden, Unlust, Verdauungsbeschwerden, Appetitsstörungen usw.), die auch sonst häufig als Kulturerscheinungen unserer Zeit aus anderen Ursachen entstehen mögen. Solche nicht vollgenügende Vitaminzufuhr wäre keineswegs unbedenklich. Herabsetzung der Widerstandsfähigkeit gegen Infektionskrankheiten aller Art, eine der ersten Folgen vitaminarmer Ernährung, Störungen in der Erzeugung vollwertiger Nachkommenschaft und alle möglichen anderen sich allmählich verstärkenden Folgen qualitativer Unterernährung müssen dann um so eher als möglich angesehen werden, als meist die nicht ganz befriedigende Zufuhr eines lebenswichtigen Faktors (in unserem Falle also eines Vitamins) eng mit gleichzeitig bestehenden anderen Unterwertigkeiten der Kost verknüpft zu sein pflegt. Es ist somit auch für die Erwachsenen geboten, auf den Vitamingehalt ihrer Kost zu achten.

Um dies aber durchführen und unsere Familienernährung in dieser Richtung einwandfrei gestalten zu können, ist die Kenntnis des Vitamingehalts unserer gebräuchlichen Nahrungsmittel und dessen Veränderung bei der Zubereitung notwendig. In dieser Richtung ist zwar in England und Amerika viel Arbeit geleistet worden, aber unsere deutschen Nahrungsmittel wurden kaum untersucht. Das ist aber unbedingt nötig, da die ausländischen Ergebnisse nicht ohne weiteres für unsere heimischen Verhältnisse gelten. Es ist zu bedenken, daß England in großem Umfange von importierten Lebensmitteln lebt, die aus den klimatisch oft ganz abweichenden Kolonialländern stammen, und daß in den Vereinigten Staaten große Gebiete mit ganz anderen Vegetationsbedingungen als bei uns für die Lebensmittelproduktion zur Verfügung stehen. Klima und Bodenverhältnisse beeinflussen den Vitamingehalt der Pflanzen, die die Vitaminbildner sind.

Dazu kommt, daß wir in Deutschland andere Kostformen und Ernährungssitten haben als die genannten Länder, und daß über einen großen Teil des Jahres hinweg frische pflanzliche Nahrungsmittel nur spärlich und teuer zur Verfügung stehen oder fehlen. Diese Erwägungen waren für die Entstehung der Untersuchungen, über die im folgenden berichtet werden soll, maßgebend.

Unsere Untersuchungen erstreckten sich auf den Nachweis der Vitamine A, B, C und D.

Das Fortpflanzungsvitamin E bedarf einer Berücksichtigung nicht. Nach den darüber vorliegenden Arbeiten kann man annehmen, daß Kostformen, die solches Vitamin nicht enthalten, außer dem Bereich des Wahrscheinlichen, ja des Möglichen liegen. Dieses Vitamin hat somit wohl theoretisches Interesse, aber keine praktische Bedeutung, zumal seine Wirksamkeit bisher nur bei Laboratoriumsversuchen festgestellt wurde.

Die Vitamine haben gemeinsam die Eigenschaft, daß ihr Fehlen in der Kost bei jungen Individuen weiteres Wachstum unmöglich macht, und daß die Widerstandsfähigkeit des Körpers gegenüber Krankheiten aller Art eine Verminderung erfährt. Sie haben diese Eigenschaften mit anderen lebenswichtigen Nährstoffen gemein. Im übrigen ist jedes der drei durch die bereits aufgeführten spezifischen Mangelerscheinungen eindeutig charakterisiert.

Vitamin A ist fettlöslich und dementsprechend auch mit allen fettlösenden Lösungsmitteln extrahierbar. Es ist gegen Hitze ziemlich widerstandsfähig, wohl aber, wenn auch nicht leicht, oxydierbar.

Drummond und Coward mußten Butter bei 120° 4 Stunden unter Durchleiten von Luft erhitzen, um den Vitamin-A-Gehalt zu vernichten. Drummond, Channon und Coward haben ein ungemein wirksames Konzentrat dieses Vitamins aus Lebertran gewonnen. Das Vitamin befand sich in einer im Vakuum bei 2 mg Hg-Druck siedenden Fraktion, die kein Cholesterin, wohl aber ungesättigte Alkohole enthielt. Die Angabe von Takahashi, das Vitamin A isoliert zu haben, dürfte nach diesen Arbeiten nicht zutreffen, und Namen wie „Biosterin" oder „Vitasterin" sind, da es sich um kein Sterin handeln dürfte, abzulehnen. Einen wesentlichen Fortschritt in der Erkenntnis der chemischen Struktur des Vitamins A dürften die Befunde von v. Euler und seinen Mitarbeitern bedeuten. Dieser Forscher konnte nachweisen, daß das zu den gelbroten Pflanzenfarbstoffen gehörende Carotin Vitamin A-Wirkungen entfaltet. Dieser Stoff ist gut bekannt, in sehr reiner Form darstellbar und schon in sehr geringen Mengen wirksam. Vielleicht liegt in ihm das Vitamin A vor, wenn es sich nicht um Beimengungen handelt.

Vitamin A ist früher mit dem Vitamin D vielfach zusammengeworfen worden. Auch gegenwärtig trifft man noch auf Angaben, nach denen Vitamin A durch Ultraviolettbestrahlung aktiviert werden oder unwirksamen vitamin-A-freien pflanzlichen Ölen durch solche Behandlung Vitamin-A-Wirkung verliehen werden könne. Alle diese Angaben sind irrig. Wir wissen vielmehr durch Arbeiten von Coward, daß Vitamin A in der Pflanze unter Lichtwirkung ohne Anwesenheit von Ultraviolettbestrahlung entsteht, und daß solche Strahlen allein nicht die Fähigkeit haben, es entstehen zu lassen. Nachdem man das Vitamin D als gesondertes Vitamin zu erkennen verstanden hat, wird die einheitliche Wirkung des Vitamins A als keratomalazieverhütend allgemein anerkannt.

Vitamin B ist wasserlöslich, wird erst bei Temperaturen, die über 100° liegen, in merklicher Weise zerstört und ist gegen Oxydation ziemlich unempfindlich.

Bezüglich seiner Einheitlichkeit bestehen verschiedene Auffassungen. Nach übereinstimmenden Versuchen zahlreicher Autoren müssen mindestens zwei Stoffe in diesem Vitamin angenommen werden, die beide lebenswichtig sind. Der eine ist der Träger der beriberiverhütenden antineuritischen Wirkung (Vitamin B_1), der andere (Vitamin B_2) zeigt sich hingegen, ohne eine klar bewiesene, besondere Wirkung erkennen zu lassen, durch seine Notwendigkeit beim Wachstum junger Tiere an. Nach Goldberger, dem auch Verf. zustimmt, hängt er mit der Pellagrakrankheit zusammen. Von Sherman und Axtmayer, die kürzlich neue Beweise für die Verschiedenheit der beiden Stoffe erbracht haben, wird für den beriberiverhütenden Stoff die Bezeichnung „Vitamin F", für den anderen „Vitamin G" vorgeschlagen.

Für praktische Ernährungsfragen erscheint die Aufteilung des Vitamins B in verschiedene Vitamine zunächst ohne Bedeutung, da man in den natürlichen Nahrungsmitteln, wenn überhaupt eine der genannten Wirkungen nachweisbar ist, auch die andere regelmäßig findet. Auch eine Trennung der genannten Wirkungen ist bisher nur in ganz besonderen Fällen gelungen. Endlich ist zu bemerken, daß zur richtigen Ernährung beide Stoffe unentbehrlich sind und daß sie in annähernd gleichem Mengenverhältnis in den einzelnen Nahrungsmitteln vorkommen. Es genügt infolgedessen für praktische Zwecke, den Nachweis des Vitamins B mit Hilfe des Versuches an einer Tierart zu führen, man kann dann annehmen, daß beide Wirkungen in ähnlichem Ausmaße vorhanden sind, also das Vitamin B als einheitliche Substanz auffassen.

Vitamin C ist wasserlöslich und wird schon bei Temperaturen unter 100° zerstört, ganz besonders leicht geht diese Zerstörung bei Anwesenheit von Sauerstoff wegen der sehr großen Oxydationsempfindlichkeit vor sich. Versuche, dieses Vitamin zu isolieren, sind verschiedentlich, insbesondere von Zilva, ausgeführt worden. Man ist dabei zu ziemlich hoch wirksamen Konzentraten gekommen, ohne sichere Anhaltspunkte über die chemische Konstitution des Vitamins C gewinnen zu können. Die Wirkung des Vitamins C ist einheitlich skorbutverhütend.

Vitamin D. Das antirachitische Vitamin ist fettlöslich und soweit es in natürlichen Nahrungsmitteln vorkommt, gegen Erhitzung und Oxydation von erheblicher Widerstandsfähigkeit. Das antirachitische Vitamin begünstigt die Aufnahme des Kalziums aus der Nahrung und seine Ablagerung und Bindung im knochenbildenden Gewebe. Es befördert also die Verknöcherung und schützt das Skelet vor Kalkverlusten.

Man hat erkannt, daß zahlreichen Nahrungsmitteln, die an sich antirachitisch unwirksam sind, durch Bestrahlung mit ultraviolettem Licht antirachitische Wirksamkeit verliehen werden kann. Es mußten also unwirksame Vorstufen dieses Vitamins in der Natur weitverbreitet sein. Bei der Suche nach solchen Vorstufen erkannte Windaus im Ergosterin das Provitamin des Vitamins D. Ergosterin kann durch Bestrahlung mit ultraviolettem Licht bestimmter Wellenlänge in wirksames Vitamin D umgewandelt werden. Unter richtigen Versuchsbedingungen werden Präparate von ungeheurer Wirksamkeit erhalten, die zur Herstellung der im Handel erhältlichen antirachitischen Heilmittel (für Deutschland Vigantol) verwendet werden. Die Isolierung und Reindarstellung des Vitamins D ist also weit fortgeschritten, man kann annehmen, daß von dem reinen Präparat bereits 5 Millionstel Milligramm eine junge Ratte vor Rachitis zu schützen vermögen. Ergosterin kommt auch in der Haut des Menschen und der Tiere vor und wird durch ultraviolettes Licht auch dort aktiviert. Hierauf beruht die rachitisheilende Wirkung der natürlichen und künstlichen Höhensonnenbestrahlung.

III. Methodik.

a) Das Material und seine Vorbereitung.

Die zu prüfenden Obst- und Gemüsearten sind leicht verderblich, und besonders die ersteren nur in der oft kurzen Zeit ihrer Ernte zu haben. Die Vitaminuntersuchung nimmt aber 6—9 Wochen (bei Vitamin D 4 Wochen) in Anspruch, während welcher Zeit täglich eine kleine Menge des zu prüfenden Materials den Versuchstieren gereicht werden muß. Man könnte nun so vorgehen, daß man in kurzen Zeitabständen stets neues, frisches Material einkauft und dieses dann verbraucht und so fort. Das wäre aber keine exakte Prüfung, da man nicht wissen kann, ob die neugekaufte Portion der früheren nach Herkunft, Sorte, Reife usw. ganz entspricht und es durchaus möglich ist, daß hierdurch Schwankungen im Vitamingehalt bedingt sein können, die dann den Verlauf der Versuche beeinflussen und undurchsichtig machen müßten. Auch hat ein solches Vorgehen noch andere, sehr schwerwiegende Mängel. Es kommt vor, daß plötzlich die geprüften Obst- oder Gemüsesorten z. B. aus Witterungsgründen vom Markt verschwinden, und es ist stets damit zu rechnen, daß die Dauer des Versuches viel länger als die Erntezeit ist; endlich ist es auch unmöglich, in die wenigen Wochen der entsprechenden Erntezeiten die sämtlichen nötigen zahlreichen Versuche zusammenzudrängen.

Dies alles zwingt dazu, das gesamte zur Untersuchung erforderliche Material auf einmal einzukaufen und dann für die Dauer der Versuche zu konservieren, ohne daß Gefahren der Vitaminschädigung eintreten. Diese sehr schwierige Aufgabe wurde durch Aufbewahren im Vakuum und in gefrorenem Zustand gelöst. Das in Mengen von 25—30 Pfund im Großhandel beschaffte Material gleicher Herkunft wurde zunächst mit dem Wolf zerkleinert und dann in Konservengläsern von $1/2$—1 kg Fassungsvermögen fest eingedrückt. Mit Gummi und Glasdeckel verschlossen, wurde durch eine feine, vorher zwischen Gummi und Glasrand eingelegte Hohlnadel nunmehr mit einer Hochvakuumölpumpe evakuiert. Die Gläser wurden darauf sofort in ein Kühlhaus gebracht und in eine Kühlboxe, die —8° aufwies, eingestellt. Im Hinblick auf die großen, für alle drei Vitamine benötigten Mengen wurden von jeder untersuchten Obst- und Gemüseprobe bis zu 20 Gläser vorbereitet und aufbewahrt. Infolgedessen waren nach den Sommermonaten oft 1000 Gläser und mehr zur Untersuchung vorbereitet. Wenn es dann der Stand der Untersuchung erforderte, wurden die benötigten Gläser einzeln ins Institut und dort in einen automatischen, ebenfalls eine unter Null liegende Durchschnittstemperatur aufweisenden Kühlschrank gebracht. Von dort wurden sie zur täglichen Probeentnahme verwendet. Wenn infolge der täglichen Öffnung und teilweisen Erwärmung Zersetzungserscheinungen eintraten, wurde das betreffende Glas verworfen und durch ein neues ersetzt. Es gelang auf diese Weise, von geringen Ausnahmen abgesehen, die Prüfung auf alle drei Vitamine an ein und derselben Probe durchzuführen. Soweit es möglich war und neue Aufschlüsse versprach, wurden im Laufe der Jahre mehrere Proben der gleichen Gemüse- und Obstarten untersucht.

Obst und Gemüse wurden nicht nur in rohem Zustande, sondern auch haushaltsüblich gekocht und sterilisiert untersucht. Die angewandten Verfahren werden bei der Schilderung der Einzelergebnisse dargelegt werden. Auch diese Proben wurden, soweit die Zubereitung nicht ihre Haltbarkeit gewährleistete, in eingefrorenem Zustande aufbewahrt. Auch hier war durchweg eine große Anzahl von Gläsern für jedes einzelne Kompott oder Gemüse nötig.

Es kamen also, was besonders betont sei, von einigen Ausnahmen abgesehen, stets Obst und Gemüse derselben Herkunft roh und eventuell gekocht und haushaltsüblich sterilisiert auf alle drei Vitamine zur Untersuchung. Damit wird ein Einblick in das Mengenverhältnis der drei Vitamine in jeder einzelnen Sorte mit größtmöglicher Sicherheit gewonnen.

In neuester Zeit wurden die Untersuchungen über das Vorkommen von Vitamin C auch auf die wichtigsten fabrikmäßig in Blechdosen konservierten Gemüse ausgedehnt. Dazu wurden die von Firmen der Konservenindustrie bezogenen Dosenkonserven in einem kühlen Raum aufbewahrt und laufend zur Untersuchung verbraucht.

b) Methodik der Tierversuche.

Zum Nachweis der Vitamine wurde bei unseren Arbeiten das allgemein übliche, sich auf zahlreiche Arbeiten der amerikanischen und englischen Vitaminforscher stützende Verfahren angewendet. Danach wurden Vitamin A und B an jungen wachsenden Ratten im Heilversuch, Vitamin D im Schutzversuch und Vitamin C an

jungen wachsenden Meerschweinchen im Schutzversuch ermittelt.
Die Ratten wurden selbst gezüchtet, und zwar wurde ein Stamm
Albinoratten und ein Stamm schwarzweißer Ratten gehalten. Die
Tiere waren bei optimaler Ernährung in vorzüglichem Gesundheitszustand, von großer Wüchsigkeit und pflanzten sich sehr gut fort.
Die zum Versuch bestimmten Tiere wurden im Alter von etwa
3 Wochen von der Mutter abgesetzt, einige Tage bei gemischter
Kost gehalten und dann im Gewicht von etwa 40—50 g in den
Versuch genommen. Sie befanden sich dazu in Einzelkäfigen aus
Glas, die mit Wasser- und Futternäpfchen sowie Lagerstätte und
eventuell Drahteinsatz zum Verhindern des Kotfressens versehen
waren.

1. **Vitamin A.** Zur Prüfung auf Vitamin A wurden die Tiere,
und zwar stets mindestens 3 oder 4 für jedes zu untersuchende
Nahrungsmittel, zunächst auf vitamin-A-freier Kost so lange gehalten, bis mindestens 14 Tage lang keine Gewichtszunahme mehr
erfolgte und sonstige Erscheinungen des Vitamin-A-Mangels eingetreten waren. Unter diesen wurde besonders auf das Auftreten
von Keratomalazie geachtet, welches aber, entsprechend den Erfahrungen der Vitaminliteratur, nicht in 100% aller Fälle erfolgte.
Die vitamin-A-freie Kost bestand aus: 18% Kasein, 15% Palmin,
5% Trockenhefe, 5% Salzgemisch nach McCollum und Davis
und 57% Stärke. Bei den späteren Versuchen wurde zur Verbesserung der Methodik auch zur Vitamin-D-Zufuhr durch Bestrahlung des Futters oder Zusatz von bestrahltem Ergosterin
übergegangen. Die Bestandteile waren durch bewährte Vorbehandlungs- und Extraktionsmethoden vitamin-A-frei gemacht
worden. Die Versuchstiere wurden dann 2 mal wöchentlich gewogen
und mit Hilfe dieser Gewichte Gewichtskurven, die den Wachstumsverlauf anzeigten, aufgezeichnet. Bei vitamin-A-freier Kost
waren die Vitaminmangelerscheinungen meist nach 30—40 tägiger
Fütterung einwandfrei ausgeprägt. Nunmehr erfolgte die Zulage
des zu prüfenden Nahrungsmittels. Diese wurde nach dem mutmaßlichen Vitamin-A-Gehalt verschieden hoch gewählt und täglich den Tieren zugewogen. Enthielt die Zulage Vitamin A, so
setzte dann alsbald Wachstum ein, und die Mangelerscheinungen
verschwanden. Es wurde nun, um einen Einblick in die mengenmäßige Anwesenheit des Vitamins zu gewinnen, versucht, die Zulagemenge möglichst nicht so hoch zu wählen, daß optimales
Wachstum einsetzen mußte. Man konnte dann aus der Steilheit

der Wachstumskurven und unter Berücksichtigung der Zulagemenge zu einer Schätzung des relativen Vitamingehaltes gelangen, die, soweit es nötig war, durch eine Staffelung der Zulagemenge sicherer gestaltet wurde. Die Dauer eines Versuches nach Beginn der Zulage betrug 45—60 Tage, also 6—9 Wochen. Diese Zeit ist hinreichend, um ein Bild vom Verlauf der Wachstumskurven, also der Wirkung der betreffenden Zulage, zu erhalten. Die beigegebene Abb. 1 demonstriert den kurvenmäßig dargestellten Verlauf solcher Versuche und die Möglichkeit einer Schätzung der Vitaminmenge.

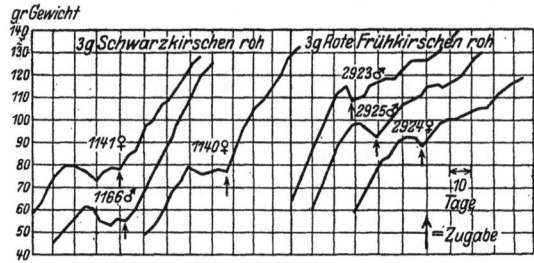

Abb. 1. **Prüfung auf Vitamin A an wachsenden Ratten.** Die Ratten erhalten durchweg vitamin-A-freie Grundnahrung. Nach anfänglichem Wachstum tritt Gewichtsstillstand und -rückgang ein. Sind die Mangelerscheinungen deutlich ausgeprägt, so erfolgt bei ↑ die Zulage des zu prüfenden Materials. Das Wachstum kommt in Gang, die Mangelerscheinungen verschwinden. Die Abbildung zeigt, daß Zulage von täglich 3 g Schwarzkirschen sehr gutes Wachstum, von 3 g Frühkirschen aber nur mäßiges Wachstum hervorruft. Dies gestattet, den Vitamin-A-Gehalt zu beurteilen.

2. **Vitamin B.** Die Prüfung auf Vitamin B erfolgt in ganz ähnlicher Weise (4 Tiere) derart, daß die Ratten zunächst bei einer vitamin-B-freien Kost (20% Kasein, 7% Palmin, 8% Lebertran, 5% Salzgemisch nach McCollum und Davis, 60% Stärke) so lange gehalten wurden, bis die Erscheinungen des Vitamin-B-Mangels deutlich ausgeprägt waren (Wachstumsstillstand, Hinfälligkeit). Dies war meist schon nach 14—20 Tagen der Fall. Dann erfolgte auch hier die Zulage unter den gleichen Gesichtspunkten wie vorher beschrieben; die Dauer der Versuche war die gleiche wie beim Vitamin-A-Nachweis. Auch hierzu soll Abb. 2 ein Bild solcher Versuche geben.

3. **Vitamin C.** Die Prüfung auf Vitamin C erfolgte nach dem Prinzip des Schutzversuches an jungen, noch wachsenden Meerschweinchen. Hierbei kam es darauf an, die Tiere vor dem bei vitamin-C-freier Grundnahrung innerhalb 20—30 Tagen mit Sicherheit eintretenden Skorbut durch eine ausreichende, vom ersten Versuchstag an zu verabreichende und bei Bedarf steigende

Zulage der zu prüfenden Nahrungsmittel zu schützen und Wachstum zu erhalten. Die Versuche wurden, soweit es möglich war, 60—90 Tage durchgeführt. Die Skorbutkost bestand aus Hafer und 1 Stunde bei 1 at autoklavierter Handelsmilch, die als sicher vitamin-C-frei angesehen werden kann und außerdem im Blindversuch gelegentlich daraufhin kontrolliert wurde. Der Vitamin-C-Versuch ist schwierig, da die Meerschweinchen in den allermeisten Fällen die freiwillige Aufnahme der zu prüfenden Ma-

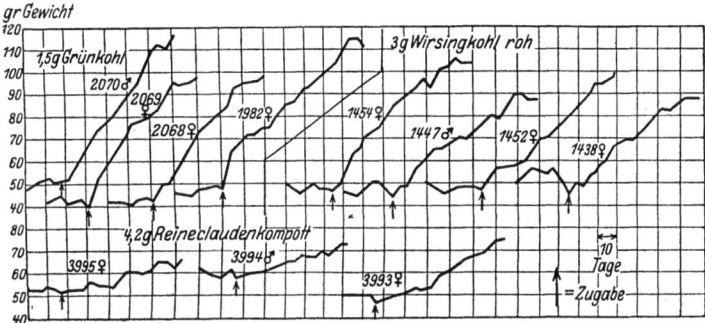

Abb. 2. Prüfung auf Vitamin B an wachsenden Ratten. Die Ratten erhalten durchweg vitamin-B-freie Grundkost. Nach Auftreten der Mangelerscheinungen erfolgt bei ↑ die Zulage in der auf der Abbildung über den Kurven angegebenen Art und Menge. Die verschiedene Höhe der Zulage und die Steilheit der Wachstumskurven gestatten Schlüsse auf den relativen Vitamin-B-Gehalt.

terialien verweigern und dann zwangsgefüttert werden müssen, was täglich stundenlange Beschäftigung mit einem Tier in Anspruch nimmt. Oft kommt es dann vor, daß die Tiere auch die Aufnahme der Grundnahrung (Hafer und Milch) verweigern, und es muß dann auch eine Zwangsernährung mit Milch einsetzen. Leicht treten auch Durchfälle auf, die meist die Fortsetzung des Versuches unmöglich machen, so daß dann der Versuch von neuem mit anderen Tieren begonnen werden muß. Die nachstehend mitgeteilten Ergebnisse stützen sich auf mindestens mit 3 Tieren durchgeführte Kontrollversuche. In Abb. 3 sind solche Versuche, die zeigen, wie die Methode arbeitet und Schlüsse auf den Vitamingehalt gestattet, wiedergegeben.

4. Vitamin D. Die Prüfung erfolgte mit Hilfe des Schutzversuches an Gruppen von je drei jungen wachsenden Ratten, die im Gewicht von zirka 50 g in den Versuch genommen wurden und ebenfalls in Einzelkäfigen aus Glas auf Sägespänen gehalten wurden. Als Trinkwasser fand Leitungswasser Verwendung. Zur

Erzeugung der Rachitis wurde die Kost von Steenbock und Black Nr. 2965 verwendet, die aus 76% gelbem Mais, 20% Weizenkleber, 3% Schlämmkreide und 1% Kochsalz besteht. Bei dieser Kost entwickelt sich im Verlauf von 30 Tagen eine schwere Rachitis. Zu unseren Versuchen wurde vom ersten Versuchstag an den Tieren täglich eine gewisse Menge der zu prüfenden Nahrungsmittel als Zulage gegeben. Die Zulagemengen waren nach der Art des zu prüfenden Nahrungsmittels verschieden gewählt und

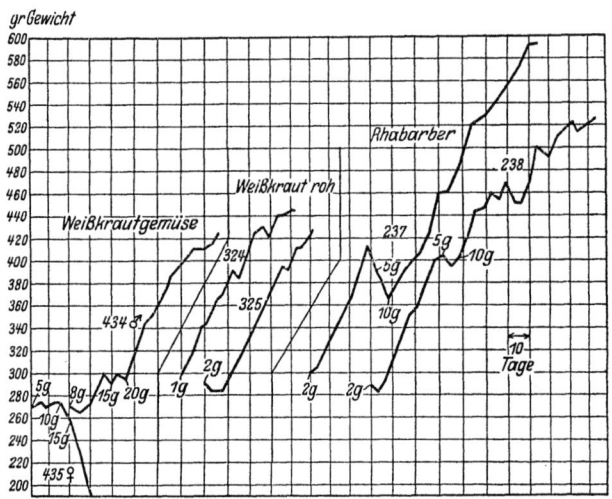

Abb. 3. Prüfung auf Vitamin C an Meerschweinchen. Es werden aus Raumgründen nur je zwei Kurven gegeben. Die tägliche Zulage ist an den Kurven angegeben. Dieselbe wird so gewählt, daß das Wachstum der Tiere gut verläuft und Skorbutschutz besteht.

betrugen meist 1,5 oder 2 g. Größere Mengen erschienen aus methodischen Gründen untunlich. Am 32. Versuchstage wurden die Tiere getötet und der Röntgenuntersuchung unterworfen. Die Betrachtung der Röntgenbilder gestattet leicht, das Bestehen oder Fehlen und den Grad der Rachitis festzustellen.

IV. Wertbemessung.

Um einen Überblick über den Vitamingehalt unserer Nahrungsmittel zu gewinnen, muß eine mengenmäßige Schätzung desselben erfolgen. Diese kann nur relativ sein, da es einen sicheren Maßstab für die wirklich vorhandene Vitaminmenge nicht gibt und auch nicht bekannt ist, welche Mengen von jedem Vitamin täglich für die Deckung des menschlichen Bedarfes nötig sind. Eine solche Schätzung ist bei geeigneter Anlage der Tierversuche in verschiedener Weise möglich. Man kann am vitaminverarmten, die betreffenden Mangelerscheinungen aufweisenden Tier diejenige Menge der zu prüfenden Nahrungsmittel ermitteln, die gerade genügt, bestes Wachstum und damit rascheste Heilung zu bewirken. Ferner hat es sich gezeigt, daß bei geringerer Zulagemenge die Wachstumskurve je nach dem Vitamingehalt verschieden steil ansteigt und daß die Steilheit der Kurve mit dem Vitamingehalt in gewisse Beziehungen zu bringen ist. Endlich kann auch diejenige Menge des zu untersuchenden Nahrungsmittels ermittelt werden, die gerade genügt, um das Tier vor einem Vitaminmangel zu schützen. Die letzte Methode eignet sich besonders zu einer Beurteilung des Vitamin-C-Gehaltes, während die ersten beiden Methoden zur Beurteilung des Gehaltes an den anderen Vitaminen verwendet wurden.

Als Vergleichsmaßstab wurde der Vitamingehalt folgender Nahrungsmittel zugrunde gelegt:

Für Vitamin A: Eine gute, durchschnittliche Handelsbutter, von der 0,5 g optimales Wachstum bei vitamin-A-verarmten Ratten hervorrufen und sichern.

Für Vitamin B: Eine Biertrockenhefe, von der ebenfalls 0,5 g bestes Wachstum vitamin-B-verarmter Ratten bedingen.

Für Vitamin C: Ein grünes Gemüse, von dem 1 g tägliche Zulage zur Skorbutkost die Tiere vor Skorbut schützt und gutes Wachstum sichert.

Bei Vitamin D, welches nur ganz vereinzelt vorkommt, wurde auf eine Wertbestimmung verzichtet.

Wurden von 0,5—2 g eines Nahrungsmittels die gleichen oder nahezu gleichen Erfolge hervorgerufen, so wurde der Vitamingehalt dieses Nahrungsmittels als „sehr gut" bezeichnet. Geringere Wirkungen bzw. die Notwendigkeit höherer Zulagen wurden entsprechend niedriger eingeschätzt und hierzu die Unterklassen „gut", „gering", „sehr gering" und „Spuren" gewählt. Für die Beurteilung des Vitamin-C-Gehaltes wurde der größere Mengenverzehr der ein Vielfaches der Ratten wiegenden Meerschweinchen berücksichtigt und führte zu einer etwas anderen Staffelung der Bewertung. Die angeführten Bezeichnungen sollen dartun, daß in dem betreffenden Nahrungsmittel eine diesen Bezeichnungen etwa entsprechende Quelle des betreffenden Vitamins zu erblicken ist. Selbstverständlich haftet einer solchen Beurteilung stets etwas Subjektives an. Es wurde versucht, durch immer wieder erneute Beurteilung durch mehrere Personen dies soweit als möglich zurückzudrängen.

Bei der Beurteilung des Wertes der betreffenden Nahrungsmittel für die Vitaminversorgung, also zur Nutzbarmachung der mitgeteilten Ergebnisse für praktische Ernährungszwecke ist dann noch die Menge, die davon gemeinhin aufgenommen wird, in Betracht zu ziehen. Dieses bleibt dem Leser überlassen.

V. Vitamingehalt der gebräuchlichsten Obstsorten.

a) Beerenobst.

Brombeeren: Die Brombeere wird fast ausschließlich roh und in voller Reife genossen und stellt, da sie nur in sehr kleinen Mengen zur Verfügung steht, keine in Betracht kommende Obstsorte dar. Es wurden reife, schwarze rohe Brombeeren untersucht.

Vitamin A: **sehr gut;** 2 g Zulage genügten, vitamin-A-verarmte Ratten zu bestem Wachstum zu bringen.

Vitamin B: **gut;** 5 g rufen mittelmäßigen Gewichtsanstieg hervor.

Vitamin C: **gut.**

Erdbeeren: Die Erdbeeren werden roh, als Kompott und auch sterilisiert als Konserven verwendet und als Frühobst in nicht unbeträchtlichen Mengen auf den Markt gebracht. Es kommen dabei verschiedene Sorten in Betracht. Untersucht wurden aus Ernte 1926 große Gartenerdbeeren, kleine Gartenerdbeeren und Ananaserdbeeren, die sich durch ihre geringe Färbung auszeichnen. Ferner kamen die gleichen großen und kleinen Gartenerdbeeren und die Ananaserdbeeren haushaltsüblich in Gläsern konserviert zur Untersuchung. Kompott wurde nicht untersucht, da sich die Herstellung nicht von der der konservierten Früchte unterscheidet. Aus Ernte 1927 wurde rote mittlere Gartenerdbeere roh und eingemacht geprüft.

Das Einkochverfahren war folgendes: Die gewaschenen und geputzten Erdbeeren wurden haushaltsüblich eingezuckert (1000 g Beeren + 150 g Zucker), mit dem ausgetretenen Saft in Gläser gefüllt und 20 Minuten bei 75—80° gehalten. Aus Ernte 1927 wurde 10 Minuten bei 100° in einem der üblichen Apparate sterilisiert.

Vitamin A: **Sehr gering.** Unterschiede zwischen den einzelnen Sorten und den Erntejahren bestanden nicht, ebensowenig war ein deutlicher Einfluß der Konservierungsmethode zu beobachten. 3 und 5 g riefen nur schleppendes Wachstum hervor, einige Tiere gingen an Vitamin-A-Mangel ein.

Vitamin B: **Sehr gering.** Auch hier bestanden zwischen den Sorten und den rohen und eingekochten Früchten keine Unterschiede. Selbst 8—10 g riefen nur ganz schleppendes Wachstum hervor.

Vitamin C: **Gut.** Zwischen roten und Ananaserdbeeren (1926 und 1927) bestanden keine Unterschiede. Das Einkochen hatte den Vitamin-C-Gehalt nur geringfügig herabgesetzt. Es konnte mit 5 g Erdbeeren roh und konserviert Skorbutschutz erzielt werden. Der Gehalt ist auch im eingekochten Kompott demnach **gut.**

Vitamin D: nicht nachweisbar.

Heidelbeeren: Heidelbeeren kamen aus Ernte 1926 roh und konserviert sowie aus Ernte 1927 roh zur Untersuchung.

Die Konservierung erfolgte haushaltsüblich. Die gewaschenen Beeren wurden im eigenen Saft einige Male aufwallen gelassen. Die Erhitzungsdauer betrug infolge der langsamen Erwärmung der großen Mengen insgesamt 1 Stunde. Die erhitzten Beeren wurden dann in offene Flaschen gefüllt und so kühl aufbewahrt. Aufbewahrungsdauer: 8 Monate.

Vitamin A: Roh: **Sehr gut.** Konserviert: **Gut.** Von den rohen Beeren rief 1 g sehr gutes Wachstum hervor, von den in Flaschen aufbewahrten wurde durch 1 g das Wachstum nicht ganz so gut unterhalten. Von der Ernte 1927 wurde mit 1 g nur mittleres Wachstum erzielt. Der Vitamin-A-Gehalt war darin etwas geringer und würde mit „gut" zu beurteilen sein.

Vitamin B: Roh und gekocht: **Sehr gering.** 10 g vermochten nur geringes Wachstum zu unterhalten. Unterschiede bestanden im Sinne einer etwas geringeren Wirksamkeit der gekochten Beeren.

Vitamin C: Roh und konserviert: **Gering.** Es waren 15 bis 20 g notwendig, um sicher vor Skorbut zu schützen.

Vitamin D: nicht deutlich nachweisbar, Spur kann vorhanden sein.

Himbeeren: Himbeere wird sowohl roh als auch als Kompott in der Obstzeit verwendet und dementsprechend in beiden Formen geprüft.

Die Herstellung des Kompotts erfolgte derart, daß $3^1/_2$ Pfund Beeren mit 100 g Zucker und 125 g Wasser $^1/_2$ Stunde gekocht wurden.

Vitamin A: Roh und gekocht: **Sehr gut.** Unterschiede bestanden nicht. 2 g (bzw. 2,2 g Kompott) riefen gutes Wachstum hervor.

Vitamin B: Roh und gekocht: **Gering.** Unterschiede bestanden hier nicht. 8 bzw. 9 g riefen mittleres Wachstum hervor.
Vitamin C: Roh: **Gut.** Mit 5 g konnte Skorbutschutz erzielt werden. Gekochte Himbeeren wurden nicht untersucht.
Himbeersaft: Es kamen verschieden hergestellte Säfte zur Untersuchung. Skorbutschutz konnte nicht bewirkt werden, doch schienen Spuren von Vitamin C darin enthalten zu sein.
Vitamin D: kann in Spuren vorhanden sein.
Johannisbeeren: Johannisbeeren kommen als rote und weiße Sorte vornehmlich roh eingezuckert, aber auch als Kompott bzw. eingekocht zum Verzehr. Sie wurden dementsprechend geprüft.

Kompott wurde wie folgt bereitet: 5 Pfund Beeren, 175 g Zucker, 125 g Wasser wurden $^1/_2$ Stunde gekocht.

Vitamin A: Rote Johannisbeere, roh: **Gut.** 2 g riefen gutes Wachstum hervor. Besondere Untersuchungen zeigen, daß das Vitamin nicht im Saft, sondern in der Schale und im Kern zu suchen ist. Kompott wurde nicht untersucht; im Hinblick darauf, daß bei anderen Obstsorten eine beachtliche Verminderung des Vitamin-A-Gehaltes durch Kochen nicht erfolgt ist, kann auch hier mit dem gleichen Vitamingehalt gerechnet werden.

Weiße Johannisbeeren enthalten nur Spuren von Vitamin A.

Vitamin B: **Gering.** 5 g riefen mäßiges Wachstum hervor, auch hier ist der Sitz des Vitamins in Schale und Kernen zu suchen. Der Saft enthält kein Vitamin B. Rote und weiße Beeren dürften sich etwa gleichmäßig verhalten.

Vitamin C: Roh: **Gut.** Zwischen roten und weißen Beeren besteht kein Unterschied. 4—7 g täglich schützen Meerschweinchen vor Skorbut. Auch bei Johannisbeerkompott ist der Vitamin-C-Gehalt gut und nur unbedeutend herabgesetzt. Johannisbeersaft, handelsüblich, enthält keine nachweisbaren Mengen von Vitamin C. Das Vitamin geht offenbar beim Auspressen nicht in den Saft über.

Vitamin D: kann in Spuren vorhanden sein.

Holunderbeeren: Die in reifem Zustande schwarzroten Holunderbeeren werden als Suppe gegessen. Zur Untersuchung kamen rohe Beeren, ferner gekochte Beeren, und zwar mit Körnern und Schale (gemahlen) und ohne Körner und Schale als Suppe.

Zur Zubereitung wurden 15 Pfund Beeren mit 260 g Zucker $^1/_2$ Stunde gekocht, alsdann Schale und Körner abgepreßt und der Saft als Suppe verwendet.

Vitamin A: Roh: **Gut**. 1 g ruft mittleres Wachstum hervor. Ganze Beeren **gekocht**: **Gut**; kein wesentlicher Unterschied von den rohen Beeren. Suppe: Nach Abtrennung der Schalen und Kerne: **Gering**; erst 4 g vermochten mittleres Wachstum zu bewirken. Auch bei diesen Beeren sind also Schale und Kern als Träger des Vitamins anzusehen.

Vitamin B: **Gut**. Zwischen roh, gekocht und Suppe bestanden keine deutlichen Unterschiede.

Vitamin C: Holunderbeersuppe wies einen **guten** Gehalt auf und kann zur Deckung des Vitamin-C-Bedarfes mit beitragen.

Stachelbeeren: Stachelbeeren kamen sowohl roh als auch als Kompott zur Untersuchung.

Zur Zubereitung wurden 2500 g Beeren mit 250 g Wasser, 375 g Zucker gekocht bzw. in Gläsern sterilisiert.

Vitamin A: Roh, Kompott und sterilisiert: **Gut**. Unterschiede bestanden nicht. 3 g riefen gutes Wachstum hervor. Zur Untersuchung wurden auch 8 Proben von verschieden gedüngten Sträuchern herangezogen, ohne daß hierbei Unterschiede gefunden wurden. Bei diesen Beeren waren zwar Schale und Kerne reicher an Vitamin A als der sonstige Beereninhalt, doch enthielt auch dieser noch mittlere Mengen.

Vitamin B: Roh, Kompott und sterilisiert: **Sehr gering**. Unterschiede bestanden nicht, doch war auch hier das Vitamin im wesentlichen in Schale und Kern zu finden. Der Stachelbeersaft enthält nur Spuren.

Vitamin C: Die Stachelbeere ist eine **gute** Vitamin-C-Quelle. Rote Beeren enthielten mehr als grüne bzw. weiße. **Stachelbeerkompott** ist ebenfalls als eine **gute** Vitamin-C-Quelle zu bezeichnen. Die oben angegebene Zubereitung setzte den Vitamin-C-Gehalt der rohen Beeren nicht sehr erheblich herab.

Vitamin D: nicht nachweisbar.

Weintrauben: Weiße und rote Trauben kommen nur in beschränktem Umfange frisch zum Verzehr und interessieren vor allem als Vitamin-C-Quelle. Der Gehalt der Trauben an diesem Vitamin ist nur sehr gering, und zwar ist das Vitamin in Schale, Kernen und Fruchtfleisch enthalten, nicht aber im ausgepreßten Saft. In verschiedenen Traubensäften war Vitamin C nicht nachweisbar, selbst 25 ccm täglich schützten die Meerschweinchen nicht vor Skorbut. Auch unvergorene Traubensäfte (Moste), von denen verschiedene Jahrgänge untersucht wurden, enthielten kein Vitamin C.

Vitamin D: ist nicht nachweisbar.

b) Kernobst.

Apfel: Der Apfel nimmt mit zahlreichen Sorten einen großen Raum im Obstkonsum ein. Für die Vitamine A und B erschien es nicht notwendig, verschiedene Sorten heranzuziehen, da für Versorgung mit diesen Vitaminen, wie auch die unten wiedergegebenen Ergebnisse zeigen, der Apfelgenuß nur von nebensächlicher Bedeutung ist. Es kamen marktmäßig gekaufte Äpfel, roh und als Kompott, in üblicher Weise zubereitet zur Untersuchung.

Vitamin A: Roh und Kompott: **Gering**. 6 g mit Schale bedingten nur mittelmäßiges Wachstum.

Vitamin B: Roh mit Schale: **Sehr gering**. Kompott etwas schlechter. 3 g riefen kaum Wachstum hervor; 5 bzw. 5,5 g nur sehr geringes. Da die Äpfel schon mit der Schale einen nur geringen Gehalt an den Vitaminen A und B aufweisen, ist die Frage des Schälens nicht von größerer Bedeutung.

Vitamin C: wurde in verschiedenen Sorten geprüft und dabei die Herkunft sowie die Frage des Schälens berücksichtigt. Die deutsche Apfelsorte Oberdieks Goldrenette über den Winter gelagert, besaß einen geringen Vitamin-C-Gehalt, wobei es gleichgültig war, ob mit oder ohne Schale untersucht wurde. Die Sorte Parkers Peppin führte zu demselben Ergebnis. Bei zwei kurz nach der Ernte geprüften Speiseäpfelsorten (Minister v. Hammerstein und Md. Lammen) konnte ein besserer Gehalt, den man noch als „gut" bezeichnen könnte, ermittelt werden. Die ebenfalls im Herbst geprüften Pfirsichäpfel hatten nur geringen Gehalt. Australische Äpfel entsprachen in ihrem Vitamin-C-Gehalt unseren guten einheimischen Speiseapfelsorten, so daß der Gehalt als „gut" zu bezeichnen war.

Insgesamt sind die geringeren inländischen Apfelsorten nur als gering vitamin-C-haltig zu beurteilen, während die besseren Speiseäpfelsorten einen guten Gehalt aufweisen. Kochen setzte im Apfel den Vitamin-C-Gehalt sehr **erheblich** herab, so daß Apfelkompott höchstens noch **Spuren** enthält.

Die Apfelsäfte des Handels enthalten höchstens Spuren von Vitamin C, die im Meerschweinchenversuch nicht nachweisbar sind.

Vitamin D: nicht vorhanden.

Birnen: Birnen kommen roh und als Kompott zum Verzehr. Dementsprechend erfolgte die Untersuchung.

Die Zubereitung des Kompotts erfolgte derart, daß 1750 g Birnen mit 112,5 g Zucker und 15 g Wasser etwa $^1/_2$ Stunde gar gekocht wurden.

Vitamin A: Roh mit Schale und gekocht: **Sehr gering.** 6 bzw. 7,2 g riefen geringes Wachstum hervor.

Vitamin B: Roh mit Schale und gekocht: **Sehr gering.** 3 g vermochten überhaupt kein Wachstum zu unterhalten, 5 bzw. 5,8 g riefen geringes Wachstum hervor.

Vitamin C: Der Gehalt an diesem Vitamin erwies sich in zwei untersuchten Birnensorten (Klapps Liebling und Pastorenbirne) als **sehr gering** und war im daraus hergestellten Kompott nicht mehr feststellbar. Von rohen Birnen mußten 30 g gereicht werden, um Skorbutschutz zu bewirken. Die Birnen sind den Äpfeln an Vitamin-C-Quellen sicher stark unterlegen.

Vitamin D: nicht vorhanden.

c) Steinobst.

Aprikosen: Die gelbfleischige Aprikose ist als rohe Frucht und auch als Kompott beliebt. Die Untersuchung erfolgte an abgezogenen Früchten.

Das Kompott wurde aus 6,5 kg Früchten, 1 kg Zucker, 1 kg Wasser zubereitet. Kochdauer 1 Stunde.

Vitamin A: Roh und gekocht: **Gering.** 4—5 g riefen mittleres Wachstum hervor.

Vitamin B: Roh und gekocht: **Gering.** 3 g riefen sehr langsames Wachstum hervor. Das Kochen hatte ganz geringfügig geschädigt.

Vitamin C: Der Vitamin-C-Gehalt der Aprikose ist nur sehr gering. Selbst mit 30 g konnte kein Skorbutschutz bewirkt werden. Im Kompott waren nur **Spuren** enthalten.

Vitamin D: nicht vorhanden.

Kirschen: Die zahlreichen Sorten, die während der Sommermonate roh oder als Kompott zubereitet genossen werden, machten eine umfangreiche Prüfung nötig. Auch eingekochte Kirschen wurden untersucht.

Vitamin A:
Rote frühe Kirschen (Mai 1927): Roh: **Gering.** 3 g riefen schleppendes Wachstum hervor.

Dieselben Kirschen haushaltsüblich in Gläsern konserviert (1 kg mit 200 g Zucker $^1/_4$ Stunde bei 100° sterilisiert): **Gering.**

Das Wachstum war bei 3,6 g Zulage etwas geringer als bei den rohen Früchten.

Große süße Schwarzkirschen (Mai 1926): Roh: **Gut.** 3 g riefen sehr gutes Wachstum hervor.

Dieselben Kirschen als Kompott (5 kg Kirschen, 300 g Zucker, 750 g Wasser, $^1/_4$ Stunde gekocht): **Gut.** 3,6 g riefen sehr gutes Wachstum hervor.

Weiße, sog. Doktorkirschen (1926) Kompott: **Gering.** 2 g ergaben geringes Wachstum.

Dieselben Kirschen in Gläsern haushaltsüblich sterilisiert ($7^1/_2$ Pfund Kirschen, $1^1/_4$ l Wasser, 200 g Zucker, 20 Minuten bei 90°) und nach 1 Jahr Aufbewahrung untersucht: **Gering.** 5 g ergaben mittleres bis gutes Wachstum.

Saure Kirschen (Mai 1926) roh: **Gut.** 3 g riefen sehr gutes Wachstum hervor.

Dieselben Kirschen als Kompott: **Gut.** 3,4 g riefen sehr gutes Wachstum hervor.

Der Vitamin-A-Gehalt der Kirschen ist somit bei den dunkeln späteren Sorten hoch, bei den Frühsorten und wenig gefärbten Doktorkirschen ist er geringer. Kochen und kurzes Sterilisieren setzt den Vitamin-A-Gehalt meist nicht herab, auch längeres Aufbewahren schädigt nicht.

Vitamin B:

Rote zeitige Frühkirsche: Roh: **Sehr gering.** 8 g riefen kein befriedigendes Wachstum hervor.

Dieselbe Kirsche als Kompott bereitet und in Gläsern sterilisiert: **Sehr gering.** Es bestand kein Unterschied zwischen ihnen und den rohen Kirschen.

Dunkelrote spätere Kirschen, roh: **Gut.** 5 g bedingten gutes Wachstum.

Weiße, sog. Doktorkirschen, roh und sterilisiert: **Sehr gering.** Es mußten 10 bzw. 12 g gegeben werden, um Wachstum zu erzielen, Unterschiede bestanden nicht.

Sauerkirschen, roh: **Gering.** 6 g ermöglichten mittleres Wachstum.

Der Vitamin-B-Gehalt der Kirschen ist somit im allgemeinen nur gering, meist sehr gering. Er wird durch haushaltsübliche Kochbehandlung nicht beeinträchtigt. Aus diesem Grunde erschien eingehendere Prüfung entbehrlich.

Vitamin C: Rohe Kirschen, gleichgültig welcher Sorte, zeigen einen von Fall zu Fall wechselnden Vitamin-C-Gehalt, der gering bis gut sein kann. 5—20 g schützten Meerschweinchen vor Skorbut. Kompotte enthalten wenig, das Vitamin C ist mehr als um die Hälfte herabgesetzt.

Kirschsaft besaß keinen nachweisbaren Vitamin-C-Gehalt.

Vitamin D: kann in Spuren vorhanden sein.

Pfirsich: Die Untersuchung erstreckte sich auf rohe und gekochte entkernte, geschälte Früchte. (1300 g Pfirsich, 75 g Zucker, 150 g Wasser, 10 Minuten gekocht.)

Vitamin A: Roh und gekocht: **Gering.** 4 bzw. 4,8 g bedingten nur mäßiges Wachstum. Durch die Zubereitung des Kompottes wurde keine Schädigung bedingt.

Vitamin B: Roh und gekocht: **Gering.** 3 bzw. 3,5 g riefen mittleres Wachstum hervor; eine Herabsetzung des Vitamin-B-Gehaltes durch das Kochen war nicht feststellbar.

Vitamin C: Roh und Kompott: **Sehr gering.**

Vitamin D: Nicht vorhanden.

Der Vitamin-A-Gehalt dieser weißfleischigen Frucht ist danach gering, und auch der Vitamin-B-Gehalt ist nicht beträchtlich. Bemerkenswert ist, daß Pfirsich auch keine gute Vitamin-C-Quelle darstellt. Durch Kochen zu Kompott wird das Vitamin C stark geschädigt; die beiden anderen Vitamine werden nicht beeinträchtigt.

Pflaumen: Die Pflaume spielt als Frischobst, Kompott und auch zu Mus verarbeitet eine beträchtliche Rolle bei unserer Obstversorgung. In zahlreichen Sorten und Abarten kommt sie zum Verzehr. Es wurden deshalb mehrere Sorten roh und zubereitet geprüft.

Vitamin A:

Gewöhnliche blaue Pflaume (Zwetsche, Oktober 1926) roh: **Gut.** 2 g gaben gutes Wachstum.

Dieselbe Pflaume als Kompott (15 kg Pflaumen entkernt, 625 g Zucker, kurz gekocht): **Gut.** 2,1 g ergaben ebenfalls gutes, wenn auch etwas geringeres Wachstum.

Die gleiche Sorte, aber Ernte 1927, hatte sowohl roh wie als Kompott zubereitet das gleiche Ergebnis: **Gut.** Auch hier hatte das Kochen nur ganz geringfügig die Vitaminwirkung beeinträchtigt.

Große blaue Pflaumen (Herbst 1927): Roh und als Kompott zubereitet: **Gut.** Das Wachstum war hierbei durchweg etwas geringer als bei den kleinen Sorten.

Kleine rote Pflaumen (Herbst 1927): Roh und Kompott: **Sehr gering.** Hiervon riefen 4 bzw. 4,7 g nur geringes Wachstum hervor.

Pflaumenmus von diesen Pflaumen wurde durch 10stündiges Einkochen ohne Zutaten hergestellt. Der Gehalt dieses Muses war als **gut** zu bezeichnen (Folge des Eindickens). 3 g ermöglichten gutes Wachstum. Das Vitamin A ist somit durch das Einkochen nicht vernichtet worden.

Vitamin B:
Gewöhnliche blaue Pflaumen (Zwetschen): Roh und als Kompott: **Gering.** 5 bzw. 5,3 g veranlaßten mittleres Wachstum. Ein Einfluß des Kochens war nicht zu beobachten.

Dieselbe Pflaume, Ernte 1927: Roh und gekocht: **Gering.** Der Vitamingehalt war offenbar geringer als der der Pflaumen aus der Ernte 1926. 8 bzw. 8,4 g waren zur Erzielung mittleren Wachstums nötig.

Große blaue Pflaume (1927): Roh und gekocht: **Gering.**

Kleine rote Pflaume (1927): Roh und gekocht: **Gering.** Unterschiede bestanden nicht. Die drei Sorten der Ernte 1927 waren gleich zu beurteilen.

Pflaumenmus, aus den roten Pflaumen hergestellt, hatte ebenfalls nur **geringen** Vitamin-B-Gehalt.

Vitamin C: Roh und gekocht: **Sehr gering.** 20 g von rohen Pflaumen und 25 g Pflaumenkompott genügten nicht, um Meerschweinchen vor Skorbut zu schützen.

Vitamin D: Nicht vorhanden.

Mit Ausnahme der dunkelblauen Sorten, die gute Vitamin-A-Quellen sind, stellen die Pflaumen somit keine erheblichen Vitaminquellen dar. Pflaumenmus enthält Vitamin A in guten Mengen. Vitamin B ist in den Pflaumen nur geringfügig, Vitamin C sicher nur höchst spärlich vorhanden. Verschiedenheiten des Vitamingehaltes in verschiedenen Jahren bestehen.

Reineclauden: Auch bei diesen grünen Früchten wurden die rohen und als Kompott zubereiteten Früchte untersucht.

Die Zubereitung erfolgte durch kurzes, wenige Minuten währendes Aufkochen der eingezuckerten, entsteinten Früchte im eigenen Saft.

Vitamin A: Roh und gekocht: **Gut.** 3 g riefen bestes Wachstum hervor. Das Kochen hatte hier eine geringe Herabsetzung des Vitamingehaltes bewirkt.

Vitamin B: Roh und gekocht: **Gering.**

Vitamin C: Roh: **gut.**

VI. Vitamingehalt der gebräuchlichsten Gemüse.

a) Blattgemüse.

Zu den Blattgemüsen gehören die wichtigsten grünen Gemüse, die zu unseren wertvollsten Nahrungsmitteln zählen und auch als Vitaminquellen die Hauptrolle spielen.

Grünkohl: Grünkohl wird im Spätherbst geerntet und steht durch den größten Teil des Winters frisch zur Verfügung. Er nimmt so einen wichtigen Platz in der Ernährung während der vegetationslosen Zeit ein. Er wird als Gemüse gekocht verwendet und gelangte in dieser Form und vergleichsweise roh zur Untersuchung. Abgesehen von Marktware standen acht bei verschiedener Düngung gewachsene Proben zur Verfügung.

Die Herstellung des Gemüses erfolgte derart, daß der Kohl mit $^1/_3$ seiner Gewichtsmenge Wasser und $^1/_{10}$ Salz $^3/_4$ Stunde, vom Kaltansetzen an gerechnet, gekocht wurde. Die Kochdauer war absichtlich lang gewählt; desgleichen waren durch das Kaltansetzen große Möglichkeiten der Beeinflussung gegeben. Es wurden also absichtlich ungünstige Bedingungen eingehalten. Die so hergestellten Gemüse wurden dann mit dem Kochwasser durch den Wolf gegeben und so in eine breiige Masse verwandelt, die zur Untersuchung kam. Eine besondere Untersuchung wurde von einigen Proben angestellt, die zunächst ,,blanchiert" wurden. Das Blanchierwasser wurde dabei weggegossen und dann die gleiche Zubereitungsweise eingehalten.

Vitamin A: Durchweg für roh, gekocht und blanchiert: **Sehr gut.** Schon 0,2 und 0,3 g rufen gutes, 0,5 g bestes Wachstum hervor. Einflüsse des Kochens oder der Düngungsart waren nicht erkennbar.

Vitamin B: Roh: **Sehr gut.** Gemüse: **Gut.** Schon 1,5 g gestatteten sehr gutes Wachstum. Hier war ein Einfluß der Zubereitung im Sinne einer Herabsetzung des Vitamin-B-Gehaltes zu bemerken.

Vitamin C: **Sehr gut.** Durch Zubereitung wird der Vitamin-C-Gehalt erheblich herabgesetzt, doch ist auch Grünkohlgemüse noch immer eine gute Vitamin-C-Quelle für die menschliche Ernährung.

Vitamin D: War in mehreren Proben nicht nachweisbar.

Der Grünkohl erscheint somit als hervorragende Vitaminquelle, die weitgehende Beachtung verdient. Besonders hervorzuheben ist auch der Vitamin-B-Gehalt, der in anderen Gemüsen geringfügiger ist.

Wirsingkohl (Welschkraut), ebenfalls ein Wintergemüse, zeigt schon durch seine blaßgrüne Farbe einen geringeren Chlorophyllgehalt an. Acht verschiedene Sorten mit verschiedener Düngung kamen zur Prüfung.

Die Zubereitung des Gemüses erfolgte wie bei Grünkohl, doch wurde der Kohl mit $^1/_6$ seines Gewichtes an Wasser angesetzt.

Vitamin A: Wirsingkohl enthält roh und gekocht praktisch kein Vitamin A. Selbst mit hohen täglichen Zulagen von 4 und 8 g konnte keine deutliche Vitamin-A-Wirkung ermittelt werden. Unterschiede zwischen den verschieden gedüngten Sorten bestanden nicht.

Vitamin B: Roh, gekocht und blanchiert: **Gut bis gering.** 3 g riefen gutes Wachstum hervor. Einflüsse der Zubereitung waren nicht erkenntlich.

Vitamin C: Ist wie die übrigen Kohlarten zu beurteilen.

Vitamin D: Nicht nachweisbar.

Weißkraut. Auch dieses Wintergemüse ist durch seinen Mangel an Blattgrün ausgezeichnet und stand in acht Sorten zur Verfügung. Von einigen Sorten wurden Gemüse durch Kochen mit $^1/_6$ Wasser und Salz hergestellt.

Vitamin A: Ist im Weißkraut praktisch **nicht** vorhanden.

Vitamin B: Roh und gekocht: **Gering.** Erst 6 g konnten mittleres Wachstum bewirken.

Vitamin C: Roh: **Sehr gut.** 1 g schützte Meerschweinchen vor Skorbut und gestattete beste Entwicklung. Verschiedene Sorten aus verschiedenen Jahrgängen waren gleichwertig. Gedämpft (1 Stunde im Dämpfer): **Gut.** $6-7^1/_2$ g schützten vor Skorbut. Gekocht: **Gering;** ein durch haushaltsübliches einstündiges Kochen hergestelltes Weißkraut schützte nur in Mengen von 20 g. Im Drucktopf bei 2 at ganz kurz, 12—14 Minuten zubereitet: **Gut.** Diese Zubereitung ist nur zulässig, wenn sie mit Sorgfalt auf das geringste zulässige Zeitmaß beschränkt wird.

Vitamin D: Nicht nachweisbar.

Als **Sauerkraut** zubereitet ist in rohem Zustande der Vitamin-B-Gehalt nur **gering,** in gekochtem sogar **sehr gering.**

Vitamin C: **Gut**; ist ähnlich wie bei Weißkraut zu beurteilen. Kochen setzt herab.

Mangold: Mangold ist ein ausgezeichnetes Frühjahrs- und Sommergemüse. Zur Untersuchung gelangte er roh und gekocht (15 Minuten).

Vitamin A: Roh und gekocht: **Gut**. 2 g riefen sehr gutes Wachstum hervor.

Vitamin B: Roh und gekocht: **Gut**. 5 g riefen sehr gutes Wachstum hervor.

Vitamin C: Roh: **Sehr gut**; gekocht als Gemüse: **Sehr gering**.

Spinat: Vom Frühjahr bis weit in den Herbst ist Spinat als Marktware greifbar und allgemein wegen seiner ernährungsphysiologischen Eigenschaften bekannt. Es wurde wegen der vielseitigen Verwendung der Spinat in verschiedenen Zubereitungsformen geprüft.

Vitamin A: Roh, gedämpft und Gemüse im eigenen Saft gekocht: teils **sehr gut**, teils **gut**. 1 g rief bestes, manchmal nur mittleres Wachstum hervor. Wurde der Spinat vorher **blanchiert**, so wurde hierdurch kein Unterschied bedingt. Das Blanchierwasser enthielt kein Vitamin A. Auch in Drucktöpfen zubereiteter Spinat hatte keinen herabgesetzten Vitamin-A-Gehalt. Wohl aber scheinen zwischen Spinatsorten verschiedener Herkunft Unterschiede zu bestehen.

Vitamin B: Der Vitamin-B-Gehalt des Spinats ist **schwankend**. Wir haben Sorten mit gutem, geringem, ja sogar sehr geringem Vitamin-B-Gehalt in den Händen gehabt. Die Zubereitungsart, Kochen im eigenen Saft, Dämpfen und Zubereitung im Drucktopf schädigte den Vitamin-B-Gehalt nicht.

Vitamin C: Roh: **Sehr gut**; gedämpft ($^1/_2$ Stunde): **Gering**. Im Drucktopf (ganz kurz, 10 Minuten) zubereitet: **Gering**. Auch hier ist mildeste Behandlung notwendig.

Vitamin D: Nicht nachweisbar.

Kopfsalat: Als rohe Zukost wertvoll und viel verwendet, sind beim Kopfsalat die inneren Blätter durch ihre gelbliche Farbe von den außenstehenden grünen Blättern unterschieden. Salat wurde nur roh, aber an verschiedenen Sorten geprüft.

Vitamin A: Grünes äußeres Blatt: **Gut**. Gelbes inneres Blatt: **Gut**. Mit 3 g konnte stets gutes Wachstum erzielt werden. Unterschiede zwischen Sorten verschiedener Düngung bestanden nicht.

Vitamin B: **Gering.** 5 g riefen nur mäßiges Wachstum hervor. Auch hier waren kaum Einflüsse verschiedener Düngung zu erkennen.

Vitamin C: Roh: **Sehr gut.** Schon 1—2 g schützen die Meerschweinchen vor Skorbut.

Vitamin D: Nicht nachweisbar.

Rotkraut: Auch bei Rotkraut kamen verschiedene Sorten, aus Düngungsversuchen stammend, zur Prüfung.

Gemüse wurde durch einstündiges Kochen mit geringem Wasserzusatz ($^1/_{11}$) hergestellt.

Vitamin A: Roh und gekocht: **Sehr gering.** 4 g waren nötig, um ganz langsames Wachstum zu erzielen. Unterschiede verschiedener Sorten bestanden nicht.

Vitamin B: Roh und gekocht: **Gut.** Durch 6 g wurde sehr gutes Wachstum erzielt, auch hier bestanden keine Unterschiede.

Vitamin C: Roh: **Sehr gut.** 2 g schützten vor Skorbut. Unterschiede zwischen verschiedenen Sorten bestanden nicht. Gekocht als Gemüse (wie oben): **Gering.** 15—20 g mußten hiervon zum Schutz vor Skorbut gereicht werden.

Vitamin D: Nicht nachweisbar.

Rosenkohl: Als wertvolles Wintergemüse wurde Rosenkohl, roh und im Gemüsedämpfer zubereitet, geprüft.

Vitamin A: Roh und gedämpft: **Gut.** Durch 2 g war mittleres Wachstum zu erzielen.

Vitamin B: Roh und gekocht: **Gering.** 4 g gestatteten nur mäßiges Wachstum. Zwischen roh und gekocht bestand kein Unterschied.

Vitamin C: Roh: **Sehr gut.** 2 g schützten die Versuchstiere vor Skorbut. Gedämpft (1 Stunde): **Gut.** 6—7$^1/_2$ g waren zum Schutz nötig. Im Drucktopf (ganz kurz, 12—14 Minuten): ebenfalls gut.

Vitamin D: Nicht nachweisbar.

b) Blütengemüse.

Blumenkohl: Auch Blumenkohl steht während des größten Teils der vegetationslosen Jahreszeit zur Verfügung. Es kamen verschiedene Sorten und diese verschieden zubereitet zur Untersuchung.

Vitamin A: Roher Blumenkohl enthält **geringe,** aber doch deutliche Mengen von Vitamin A, und zwar auch Blumenkohl, der im April gekauft, also im Gewächshause gezogen war. Das hiervon durch halbstündiges Kochen mit der anderthalbfachen Wassermenge bereitete Gemüse enthielt noch die gleiche Menge. 6 g roh bzw. 15 g Gemüse riefen gutes Wachstum hervor. Blumenkohl von Ende Juni gekocht (gleiche Wassermenge) und dann 4 Stunden in einer Kochkiste gehalten, zeigte den gleichen Gehalt; ebenso solcher, der die gleiche Zeit bei 65° in einem Wärmeschrank aufbewahrt worden war. Durch Zubereitung mit einer Eisoße, wobei 1 Ei, 50 g Mehl und 50 g Palmin auf 5 Pfund Kohl verwendet wurden, wurde der Vitamin-A-Gehalt nicht wesentlich gesteigert.

Vitamin B: Roh und in allen vorgenannten Zubereitungsarten: **Gering.**

Vitamin C: Roh: Sehr gut. Als Gemüse wie oben gekocht: Gut. 10 g schützten vor Skorbut.

Vitamin D: Kann in Spuren vorhanden sein.

c) Fruchtgemüse.

Bohnen: Grüne Bohnen sind im Spätsommer und Herbst ein weit verbreitetes Volksnahrungsmittel und sind den Winter über nur mit Sterilisiermethoden im Haushalt zu halten. Es kamen verschiedene Sorten roh und zubereitet zur Untersuchung.

Vitamin A: Täglich frisch aus der Markthalle im August bezogen, erwies sich der Vitamin-A-Gehalt bemerkenswerterweise nur als **gering.** Durch Einwecken wurde er nicht herabgesetzt. Sechs verschieden gedüngte weitere Sorten hatten auch nur einen geringen Vitamin-A-Gehalt.

Vitamin B: Roh und gekocht übereinstimmend in allen Sorten: **Gering.**

Vitamin C: Roh: Gut. Bei Gemüsezubereitung ist mit erheblicher Herabsetzung zu rechnen. Von Dosenkonserven des Handels wurden verschiedene Proben untersucht, die zum Teil über ein Jahr alt waren. Brechbohnen enthielten stets mehr Vitamin C als Schnittbohnen. In Brechbohnen, jung, ist der Vitamin-C-Gehalt **gut** bis **gering**, in Schnittbohnen, jung, **gering** zu bezeichnen. Eine Probe Stangenbrechbohnen enthielt **gering**, eine Probe Stangenschnittbohnen kein Vitamin C.

Vitamin D: Kann in Spuren vorhanden sein.

Wachsbohnen, die zur Salatbereitung Verwendung finden, besitzen ebenfalls nur geringen Vitamin-A-Gehalt. Der Gehalt an den anderen Vitaminen dürfte dem der grünen Bohnen entsprechen.

Weiße Bohnenkerne, als gekochtes Gericht oft verwendet, besitzen kein **Vitamin A,** nur in Spuren **Vitamin B, kein Vitamin C.**

Erbsen. Grüne Erbsen sind im Sommer ein beliebtes Gemüse. Es kamen davon zahlreiche Sorten in verschiedenen Zubereitungen zur Prüfung.

Vitamin A: Roh, eingeweckt (mit sehr wenig Wasser 100 Minuten bei 100° sterilisiert) und gekocht (mit $^1/_4$ Gewichtsmenge Wasser 1 Stunde): **Gut bis gering.** Erbsen der Ernte 1926 hatten guten Gehalt. 2 g riefen mittleres Wachstum hervor. Sechs verschieden gedüngte Sorten aus dem Jahr 1927 stimmten untereinander überein und besaßen durchweg einen geringen Vitamin-A-Gehalt.

Vitamin B: In den gleichen untersuchten Proben 1926 und 1927 durchweg: **Gut.** 3 g riefen mittleres bis gutes Wachstum hervor. Kochen bedingte keine Unterschiede.

Vitamin C: Roh: **Sehr gut.** Eingeweckte Erbsen: **Gut.** 10—15 g genügten, um gute Entwicklung der Versuchstiere zu sichern. Der Gehalt an Vitamin C in den **Dosenkonserven** des Handels ist in **Erbsen, fein, gut,** in **Erbsen, jung,** ebenfalls **gut,** wenn auch ein klein wenig geringer. Aufbewahren der Dosen scheint ohne Einfluß zu sein. **Gegrünte Erbsen** enthalten kein Vitamin C.

Vitamin D: Nicht vorhanden.

Gelbe Erbsen, als Trockengemüse verwendet, enthalten **kein Vitamin A, wenig Vitamin B** und **kein Vitamin C.**

Gurke: Gurken werden meist roh als Salat genossen. Es kamen Gurken aus zwei Jahren zur Prüfung.

Vitamin A (Ernte 1927): **Gering.** 5 g riefen mittleres Wachstum hervor. Es ist dieser Gehalt bei der sehr wasserreichen Frucht immerhin bemerkenswert. Von Ernte 1928 war der Gehalt etwas geringer.

Vitamin B war ebenfalls verschieden, 1927 fanden wir **Spuren,** 1928 war überhaupt **nichts** nachzuweisen.

Vitamin C: Roh: **Sehr gut bis gut.**

Vitamin D: Nicht nachweisbar.

d) **Wurzel- und Knollengemüse.**

Kohlrübe, Wruke: Als menschliches Nahrungsmittel infolge der Kriegsernährung ist die Wruke wenig beliebt und wird nur in beschränktem Umfange genossen. Sie wurde nur roh untersucht.

Vitamin A: In gelbfleischigen Varietäten: Gering. Erst 6 g riefen mittleres Wachstum hervor.
Vitamin B: Gut. Mit 4—5 g war gutes Wachstum zu erzielen.
Vitamin C: Sehr gut. 1 g gewährte völligen Skorbutschutz.
Vitamin D: Nicht vorhanden.
Wenngleich mit einer erheblichen Herabsetzung des Vitamin-C-Gehaltes beim Kochen gerechnet werden muß, so ist doch die Kohlrübe für die Vitamin-C-Versorgung in der Kriegs- und Nachkriegszeit sicher wertvoll gewesen.

Mairübe: Vielfach roh genossen, dient sie in ländlichen Bezirken als Zusatznahrung in beschränktem Umfange.
Vitamin A: Nicht vorhanden.
Vitamin B: Gering. Hier war mit 5 g kein durchweg befriedigendes Wachstum zu erzielen.
Vitamin C: Sehr gut. 1—2 g gewährten Meerschweinchen Skorbutschutz. Mairübe ist somit im wesentlichen als vorzügliche Vitamin-C-Quelle bei Rohgenuß zu bewerten.

Karotten, Möhren: Diese Wurzelgemüse gewinnen dadurch an Bedeutung, daß sie auch in der vegetationslosen Jahreszeit bis weit in die ersten Frühjahrsmonate hinein, ja, bis Frühgemüse dieser Art auf den Markt kommt, erhältlich sind. Roh und als Gemüse zubereitet sind sie verbreitete Nahrungsmittel.
Vitamin A: Gut. Gedämpft ($^1/_2$ Stunde) und im Drucktopf zubereitet sind die Möhren eine gute Vitamin-A-Quelle. Schwankungen mögen zwischen verschiedenen Sorten bestehen.
Vitamin B: Gut bis gering. Gedämpft ($^1/_2$ Stunde) und im Drucktopf zubereitet ist etwa der gleiche Vitamingehalt zu finden. Unterschiede zwischen verschiedenen Sorten bestehen.
Vitamin C: Roh: Gut bis gering, nach der Beschaffenheit. Beim Kochen ist mit starker Herabsetzung zu rechnen.
Vitamin D: Nicht nachweisbar.

Sellerie: In gekochter Form als Salat beliebt, ist der Sellerie ebenfalls als Zusatznahrung zu bewerten.
Vitamin A: Sehr gering.
Vitamin B: Gut. 2 g riefen schon gutes Wachstum hervor.
Vitamin C: Roh: Gut.
Vitamin D: Nicht nachweisbar.

Kartoffel: Die Kartoffel stellt neben Brot und Mehl die Basis unserer Ernährung dar und ist deshalb von größter Wichtigkeit.
Vitamin A: Sehr gering, fast nur Spuren.

Vitamin B: **Gut bis gering.** 2—4 g sind nötig, um mittleres Wachstum zu bewirken. Unterschiede nach Sorte, Erntejahr und Aufbewahrungsdauer bestehen. Durch Dämpfen oder Zubereitung im Drucktopf wird keine entscheidende Herabsetzung bedingt. Scharfes Braten und Backen wirkt herabsetzend.

Vitamin C: Neue weiße Speisekartoffeln (Juni 1926): **Sehr gut.** 3 g genügten, um beste Entwicklung der Meerschweinchen zu sichern. Dasselbe Ergebnis wurde mit Herbsternte 1929 im März 1930 gewonnen.

Neue weiße Speisekartoffeln mit Schale gekocht: **Gut.** 4 g genügten zu bester Entwicklung.

Dieselben ohne Schale gekocht: **Gut.** Es bestand kein deutlicher Unterschied zwischen der Zubereitung mit und ohne Schale.

Dieselben ohne Schale gedämpft: **Gut.**

Alte Kartoffeln, Ernte 1925, schon stark keimend und mürbe, im März bis Juni 1926 untersucht: Roh: **Sehr gut.** 3 g genügten zur Sicherung guter Entwicklung. Von der Ernte 1929 bis Juni 1930 gelagerte und gekeimte Kartoffeln schützten mit 4 g.

Alte Kartoffeln (Ernte 1925) mit Schale gekocht: **Gut.** 6—7 g genügten. Von den gekeimten Kartoffeln der Ernte 1929 wurden im Juni 1930 allerdings 12—14 g benötigt, um Skorbutschutz zu sichern.

Gedämpft ohne Schale: Dasselbe.

Die zubereiteten alten Kartoffeln erschienen etwas weniger vitamin-C-haltig als die entsprechenden Gerichte aus frischen Kartoffeln. Zwischen verschiedenen Kartoffelsorten bestanden keine deutlichen Unterschiede. Auch Kartoffeln aus dem Jahre 1928 hatten $1/2$—$3/4$ Stunde im Kartoffeldämpfer gedämpft guten Vitamin-C-Gehalt. Durch Zubereitung im Drucktopf tritt Zerstörung, die sich nach der Dauer der Behandlung richtet, ein. Bei kurzer Behandlung (12—14 Minuten) war der Gehalt dann **gering**, bei längerem Stehenlassen unter Druck bis zum Gebrauch etwa 30 Minuten: **sehr gering.** Im Hinblick auf die große Bedeutung der Kartoffel für unsere Vitamin-C-Versorgung ist die Zubereitung durch Dämpfen oder Kochen vorzuziehen.

Vitamin D: Nicht vorhanden.

Tomate: Die Tomate heimischer Zucht bürgert sich erfreulicherweise immer mehr als Teil der Kost ein. Sie ist vitaminreich.

Vitamin A: Sehr gut.
Vitamin B: Gut.
Vitamin C: Sehr gut. Tomatensaft hat einen sehr hohen Vitamin-C-Gehalt und schützt schon in Mengen von $^1/_2$—4 ccm Meerschweinchen vor Skorbut. Tomatenpüree und Tomatenextrakt, welche als Dosenkonserven im Handel erhältlich sind, sind ebenfalls gute Vitamin-C-Quellen: 4—6 g davon schützten Meerschweinchen vor Skorbut.
Vitamin D: Nicht vorhanden.

e) Stengelgemüse.

Kohlrabi: Der Kohlrabi beginnt schon ziemlich früh auf dem Markt zu erscheinen und steht auch lange bis in den Herbst zur Verfügung.
Vitamin A: Nicht vorhanden.
Vitamin B: Gering.
Vitamin C: Roh: Gut.
Vitamin D: Nicht vorhanden.

Spargel: Als Frühjahrsdelikatesse geschätzt und sterilisiert aufbewahrt hat der Spargel keine nennenswerte Bedeutung für die durchschnittliche Ernährung. Er kam roh, als Gemüse und sterilisiert zur Untersuchung, wobei auch auf das beim Kochen abfallende Spargelwasser, welches zur Suppenbereitung Verwendung finden kann, geachtet wurde.
Vitamin A: Nicht vorhanden.
Vitamin B: Roh: Gering bis sehr gering. Unterschiede zwischen Spargelköpfen und Stengeln bestanden nicht. Spargelgemüse (geputzt, gewaschen, 30 Minuten gekocht mit etwas Kochwasser untersucht): Sehr gering. Eingeweckter Spargel (3 Minuten aufgekocht, dann bei 100° 1 Stunde und nach 3 Tagen nochmals 20 Minuten sterilisiert): Sehr gering. Das gesondert untersuchte Kochwasser von der Gemüsezubereitung enthielt auch Vitamin B. Es waren 6 kg Spargel mit $2^1/_2$ l Wasser gekocht worden. 10 ccm dieses Kochwassers gestatteten mittleres Wachstum. Es ist hieraus zu ersehen, daß eine Verwendung des Spargelwassers zu empfehlen ist.
Vitamin C: Sehr gut. Schon 2 g roher Spargel gestatteten völligen Skorbutschutz. Beim Kochen wird dieser Vitamin-C-

Gehalt weitgehend zerstört, so daß dann höchstens noch **Spuren** vorhanden sind.

Vitamin D: Nicht vorhanden.

Rhabarber: Die Rhabarberstengel bilden ein beliebtes billiges Nahrungsmittel als Kompott.

Vitamin A: Nur Spuren.

Vitamin B: Sehr gering. Roher und als Kompott zubereiteter Rhabarber (1 kg Rhabarber in 1 kg Zucker und 1 kg Wasser heiß eingelegt und verschlossen aufbewahrt) verhielten sich gleich.

Vitamin C: Roh: **Gut.** Kompott: **Gering.** Der Vitamingehalt war etwa um die Hälfte herabgesetzt.

Vitamin D: Kann in Spuren vorhanden sein.

f) Pilze.

Pilzfreunde weisen den Pilzen einen hohen Nährwert zu, der aber weit überschätzt wird. Es war deshalb wichtig, den Vitamingehalt von Pilzgemüsen genauer zu prüfen.

Pfifferlinge: Diese beliebten Pilze kamen a) roh, b) gewaschen und im eigenen Saft mit etwas Salz $1^1/_2$ Stunde zugedeckt gedünstet, c) eingeweckt zur Prüfung.

Vitamin A: Sehr gut. Schon 1 g rief bei allen Zubereitungsarten bestes Wachstum hervor. Drei verschiedene Sorten, von denen die dritte aus einem anderen Jahre stammte, zeigten den gleichen hohen Gehalt.

Vitamin B: Roh und gekocht: **Gering.**

Vitamin C: Nicht vorhanden.

Vitamin D: Sehr gut.

Maronenröhrling: Diese Pilze kamen in folgenden Formen zur Untersuchung: a) roh geputzt und gewaschen, b) gekocht, mit etwas Natriumkarbonat 1 Stunde im eigenen Saft gedünstet, c) mit Butter geschwenkt. Zunächst wie bei b) $^1/_2$ Stunde, dann nach Butterzusatz eine weitere halbe Stunde gedünstet, d) sterilisiert. $^1/_2$ Stunde gedünstet, dann in die Gläser gefüllt, 1 Stunde sterilisiert, nach 2 Tagen nochmals $^1/_2$ Stunde und nach weiteren 2 Tagen zum dritten Male $^1/_2$ Stunde sterilisiert.

Vitamin A: Nur das in Butter geschwenkte Pilzgericht enthielt guten Vitamin-A-Gehalt, der von der Butter stammt. Die Pilze als solche enthielten höchstens **Spuren**.

Vitamin B: In allen Zubereitungsarten: **Gering.**
Vitamin D: **Sehr gut.**
Steinpilze: Die Zubereitung war die gleiche wie beim Maronenröhrling.
Vitamin A: Ist in den Zubereitungsarten ohne Butter höchstens in **Spuren** vorhanden. Infolge Butterzusatzes war der Gehalt des auf diese Weise zubereiteten Gemüses **gut.**
Vitamin B: In allen Zubereitungsarten: **Gering.**
Vitamin D: **Sehr gut.**
Grünlinge: Auch hier wurde die gleiche Zubereitung vorgenommen.
Vitamin A: Nur in den mit Butter hergestellten Gemüsen: Gut; sonst höchstens Spuren.
Vitamin B: In allen Zubereitungen: **Sehr gering.**

VII. Zusammenfassung.

Die mitgeteilten Ergebnisse sind trotz ihrer großen Zahl noch immer lückenhaft. Es wäre notwendig, noch andere von den zahlreichen Gemüse- und Obstsorten zu untersuchen, den Unterschieden nachzugehen, die der Vitamingehalt in verschiedenen Jahren aufzuweisen scheint, die Zubereitungsarten noch weiter zu verändern, sie auf Obst und Gemüse aus allen Teilen Deutschlands auszudehnen, kurz all die Fragen weiter auszubauen, die sich im Laufe der Untersuchung aufgeworfen haben. Das alles kann Aufgabe zukünftiger Forschung sein und ist nur durch jahrelang fortgesetzte Arbeit zu klären. Vor allem sollten die Untersuchungen aber eine erste Grundlage schaffen, auf der weitergebaut werden kann und die einen Überblick über die vorhandenen ernährungsphysiologisch wichtigen Vitaminquellen gestattet und zeigt, wie die wichtigen Fragen nach Beeinflussung des Vitamingehaltes durch Jahreszeit, Sorte, Herkunft, Zubereitung usw. beurteilt werden können.

Diese Grundlagen dürften die Untersuchungsergebnisse bieten. Wenngleich zukünftige Forschungen Einzelheiten bezüglich Schwankungen des Vitamingehaltes und deren Ursachen ergeben mögen, so dürften doch im großen und ganzen wesentliche und entscheidende Abweichungen nicht wahrscheinlich sein.

Unter allgemeinen Gesichtspunkten betrachtet stellt sich der Vitamingehalt von Obst und Gemüse danach wie folgt dar:

Frisches Obst: Gute, ja vereinzelt sehr gute Vitamin-A-Quellen sind die sich durch ausgesprochene Färbung auszeichnenden Früchte, also: Brombeeren, Heidelbeeren, Himbeeren, rote Johannisbeeren, dunkle Kirschen, blaue Pflaumen und Reineclauden. Dazu kommen auch **Stachelbeeren** aller Art. **Früchte hellerer Farbe** besitzen nur geringen Vitamin-A-Gehalt. Das Vitamin sitzt bei Stachelbeere, Johannisbeere und Holunderbeere in Schale und Kernen, nicht oder nur wenig im Saft. Unterschiede bestehen auch zwischen Ernten verschiedener Jahre.

Vitamin B ist in den Früchten mit unbedeutenden Ausnahmen nur in **geringen** Mengen vorhanden. Auch hier sitzt bei Stachel- und Johannisbeeren das Vitamin vornehmlich in Schale und Kern.

Vitamin C ist in den Obstsorten recht verschieden verteilt. Gute Vitamin-C-Quellen sind einige Beerenobst- und einige Kirschsorten sowie die Apfelsinen und Zitronen. Unter den wohlfeilen Obstsorten sind die **Äpfel** und darunter **gute Speiseäpfel** noch als gute Quellen zu bezeichnen, insbesondere deshalb, weil die Menge, in der sie zum Verzehr kommen, und der mögliche regelmäßige Genuß in der kalten Jahreszeit eine reichliche fortgesetzte Vitamin-C-Zufuhr durch sie gestattet.

Weiter hat sich ergeben, daß verschiedene im Handel in Flaschen erhältliche heimische **Obstfruchtsäfte** keinen nachweislichen Vitamin-C-Gehalt besitzen. Es ist dabei gleichgültig, ob die Säfte vergoren, unvergoren oder sonstwie keimfrei gemacht aufbewahrt worden sind. Einen Ersatz für Zitronen-, Apfelsinen- und Tomatensaft haben wir in ihnen nicht.

Vitamin D ist, wie auch aus den Arbeiten der ausländischen Autoren hervorgeht, in den Obstsorten nicht anzutreffen. Es scheint so, daß dunkelgefärbte Obstsorten gelegentlich Spuren davon enthalten können.

Gemüse. Von den rohen Gemüsen haben alle die durch **reichlichen Gehalt an Blattgrün** ausgezeichneten einen zum Teil sehr hohen **Vitamin-A-Gehalt.** Die andersfarbigen und ungefärbten Gemüse hingegen haben nur wenig, teils, wie Weißkraut und Wirsing, gar **kein Vitamin A.** Wenig enthalten auch bemerkenswerterweise Bohnen, manchmal auch grüne Erbsen. Es mögen hier auch Jahresunterschiede vorkommen. Wichtige Vitamin-A-Quellen sind die **rohen Möhren** und **Karotten** und die **Pfifferlinge**, die als einzige von den untersuchten Pilzen Vitamin A enthalten.

Vitamin B ist zwar in allen Gemüsen enthalten, meist aber nur in mittleren Mengen. Hervorzuheben ist der sehr gute Gehalt des Grünkohls.

Vitamin C ist in den rohen Gemüsepflanzen und auch in den Wurzelgewächsen durchweg sehr **reichlich** vorhanden. Außerordentlich reich daran ist die Tomate. Als eine der wenigen Gemüsearten, die roh schmackhaft sind und gern gegessen werden, muß die **Tomate**, die jetzt auch in Deutschland in großem Umfange gezogen wird, als besonders wertvoll für die Vitaminversorgung bezeichnet werden. Sie enthält die drei Vitamine A, B und C reichlich.

Vitamin D findet sich in den Gemüsearten nicht regelmäßig, doch kann es in einigen in Spuren vorkommen. Reichlich ist es in den Pilzen vorhanden.

Einfluß des Kochens auf den Vitamingehalt von Obst und Gemüse. Die in mannigfaltiger Abwechslung durchgeführte Zubereitung durch Kochen, Dämpfen, Sterilisieren usw. erlaubt, eindeutige Schlüsse auf das Verhalten der Vitamine in Obst und Gemüse zu ziehen. **Vitamin A und Vitamin B werden durch haushaltübliches Kochen und Sterilisieren nicht entscheidend beeinflußt.** Die diesbezüglich in weiten Kreisen verbreiteten Befürchtungen sind stark übertrieben und entsprechen auch nicht den rein wissenschaftlichen Ergebnissen über den Einfluß der Erhitzung auf die Vitamine. Es ist auch neuerdings von verschiedener Seite auf die große Widerstandsfähigkeit der beiden genannten Vitamine bei der Zubereitung der Nahrungsmittel hingewiesen worden (Remy und bezüglich Vitamin A. Sherman). Im übrigen ist es praktisch ohne Bedeutung, wenn in diesem oder jenem Falle wirklich eine kleine Herabsetzung, betrage sie selbst 10—20%, vorkommt. Solche Herabsetzungen kommen bei der schätzungsweisen Bewertung eines Vitaminversuches nicht zum Ausdruck, wurden im übrigen bei unseren Versuchen nur vereinzelt gefunden. Zu bedenken ist aber, daß **Vitamin B wasserlöslich ist und ins Kochwasser übergehen kann** (vgl. Spargel), und daß auch aus diesem Grunde das Kochwasser mit zu verwenden ist.

Vitamin C ist das empfindlichste der drei Vitamine und wird durch die haushaltsübliche Zubereitung stark beeinflußt. Hierüber ergab sich folgendes: Bei **Kompotten und eingemachtem Obst** von rohem Obst mit gutem Vitamingehalt wurde der Vitamin-C-

Gehalt nicht sehr erheblich, im ungünstigsten Falle schätzungsweise um 50% vermindert. Obstsorten, die an sich schon wenig oder sehr wenig Vitamin C enthalten, können durch die Kochbehandlung sehr vitamin-C-arm, ja vitamin-C-frei werden. Beim **Gemüse war die Herabsetzung zum Teil viel erheblicher, jedenfalls oft sehr beträchtlich**. Zur Vitamin-C-Versorgung ist allerdings zu bemerken, daß auch diese geringen Mengen im Hinblick auf reichlichen Gemüsegenuß sehr wohl mit zur Deckung des Vitamin-C-Bedarfs beisteuern.

Von größter Wichtigkeit ist aber in dieser Richtung das Verhalten der **Kartoffeln, deren Vitamin-C-Gehalt roh als sehr gut, gekocht noch immer als gut** bezeichnet werden muß. Ob gekocht oder gedämpft, mit oder ohne Schale, die Herabsetzung war stets nur gering, im Höchstfalle betrug sie 50%. Die Kartoffel ist somit als die Hauptquelle des Vitamins C bei unserer Volksernährung während des ganzen Jahres anzusehen. Auch über den Winter gelagerte Kartoffeln sind **gute** Vitamin-C-Quellen.

Unter den gebräuchlichen Obst- und Gemüsesorten befinden sich somit Quellen für die Vitamine A, B und C in reichlicher Auswahl. Es ist leicht möglich, von der Frühgemüseernte an bis weit in den Winter, ja die Frühjahrszeit hinein mit Hilfe der einheimischen Produkte dieser Art den Vitaminbedarf zu decken und sogar eine vitaminreiche Ernährung durchzuführen. E s i s t e r n ä h r u n g s p h y s i o l o g i s c h d u r c h a u s z u e m p f e h l e n u n d z u w ü n s c h e n , d a ß v o n d i e s e n M ö g l i c h k e i t e n w e i t g e h e n d e r G e b r a u c h g e m a c h t w i r d .

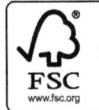

MIX
Papier aus verantwortungsvollen Quellen
Paper from responsible sources
FSC® C105338

If you have any concerns about our products,
you can contact us on
ProductSafety@springernature.com

In case Publisher is established outside the EU,
the EU authorized representative is:
**Springer Nature Customer Service Center GmbH
Europaplatz 3, 69115 Heidelberg, Germany**

Printed by Libri Plureos GmbH
in Hamburg, Germany